Matthews Duncan

Sterilität bei Frauen

Verlag
der
Wissenschaften

Matthews Duncan

Sterilität bei Frauen

ISBN/EAN: 9783957008954

Auflage: 1

Erscheinungsjahr: 2016

Erscheinungsort: Norderstedt, Deutschland

Hergestellt in Europa, USA, Kanada, Australien, Japan
Verlag der Wissenschaften in Hansebooks GmbH, Norderstedt

Cover: Sandro Botticelli "Die Geburt der Venus"

Sterilität bei Frauen.

Klinische Vorträge

gehalten im Royal College of Physicians im Februar 1883

von

J. Mathews Duncan,

Professor der Geburtshülfe und Gynäkologie am St. Bartholomeus-Hospital
in London.

Aus dem Englischen

von

Dr. Siegfried Hahn

aus Berlin,
Badearzt in Bad Elster.

Autorisirte deutsche Ausgabe.

BERLIN 1884.

Verlag von Otto Enslin,
Buchhandlung für Medicin und Naturwissenschaften.

Natur und Statistik.

Sterilität nennt man im Allgemeinen den Zustand einer Frau, welche trotz normaler und für die Zeugung günstiger Umstände kein lebendes und lebensfähiges Kind zur Welt bringt. Doch wird dieser Ausdruck noch in mancher anderen Bedeutung verwendet, und werde ich keine bestimmte Definition geben, weil ich nicht beanspruchen kann, dass man sich an dieselbe halte, und weil der Ausdruck einstweilen bei seiner verschiedenartigen Anwendung unentbehrlich ist. Durch Beifügung passender näherer Bezeichnungen lassen sich ja Zweideutigkeiten leicht vermeiden. —

Fruchtbarkeit, im gynaekologischen Sinne, ist ein Zustand eigner Art, da bei demselben die Zeugungsstoffe und Zeugungskräfte zweier normal und vollkommen entwickelter Individuen producirend zusammenwirken. Sterilität kann daher durch fehlerhafte Beschaffenheit des einen oder des anderen oder beider bedingt sein.

Die Sterilität des Mannes ist im Vergleich mit der des Weibes leicht nachweisbar. Sie hängt von vielerlei Ursachen ab: Es mangelt die Fähigkeit, Samen zu produciren, oder die Production des Samens ist eine mehr oder weniger unvollkommene oder unvollständige; oder aber es wird krankhafter Samen d. h. solcher, der die Krankheit des Vaters weiter überträgt, abgesondert, oder der Samen kann nicht an die richtige Stelle gelangen. Der Samen lässt sich leicht chemisch und mikroskopisch prüfen, ebenso kann das den Samen abgebende Organ, und die Art und Weise der Samenentleerung und Ablagerung desselben mit grosser Genauigkeit untersucht werden.

Beim Weibe hingegen sind die gleichbedeutenden hierbei in Betracht kommenden Substanzen und Funktionen weniger sichtbar und weit complizirter; bei ihm existiren wichtige Organe und Funktionen, die bei dem Manne gar nicht gleichbedeutend vertreten sind.

Hier soll die Sterilität des Mannes weiter nicht in Betracht gezogen werden, nur einen Punkt, die Statistik, wollen wir nicht ausser Acht lassen, sondern gebührend würdigen. Unsere Kenntnisse in Bezug auf die Sterilität der Frauen bestehen grösstentheils nur in statistischen Angaben, die auf die verschiedensten Umstände, besonders auf die Ehe, Rücksicht nehmen. Alle diese Zahlen haben nun nicht nur für den Arzt, sondern noch weit mehr für den Volkswirth einen bedeutenden positiven Werth. Selbstverständlich müssen wir nun, wenn wir die Sterilität, welche nicht der Ehe, sondern den Frauen zukommt, statistisch prüfen wollen, die durch die Männer verschuldete Sterilität ausschliessen. Eine gewisse Kenntniss, wie hoch sich das Vorkommen letzterwähnter Sterilität beziffert, ist daher unerlässlich.

Von den Forschern, welche in neuester Zeit diese Frage zu lösen versuchten, verweise ich nur auf Gross, welcher in seinem neuesten Werke über männliche Sterilität sich folgendermassen äussert: „Von Aerzten wird ziemlich häufig angenommen, dass Männer, die ihre Potenz besitzen und die Samen zu ejaculiren im Stande sind, auch Kinder zeugen können. Bisher scheint nun die Prüfung der abgeschiedenen Samenflüssigkeit und die sorgfältige Untersuchung der männlichen Organe wenig gewürdigt worden zu sein, in Folge dessen ist in Bezug auf die Häufigkeit der Sterilität bei beiden Geschlechtern wenig bekannt, ja selbst die Frauenärzte, mit Ausnahme der unten erwähnten, scheinen zur Lösung dieser höchst bedeutsamen Frage nicht beigetragen zu haben. Ich selbst, fährt er fort, verfüge über 192 Fälle, bei welchen nach genauer Untersuchung beider Ehegatten in 33 Fällen, also in 17%, dem Manne die Schuld beizumessen war. Manningham nimmt an: 1 30, Pajot 7 80, Mondot 1 10, Kehrer 14 : 40, Courty 1 10, Noeggerath 8 : 14 und ich selbst fand 1 8. Als Ursache der Sterilität ergab sich bei 31 Azoospermismus, d. h. Tod der Spermatozoen und bei 2 Aspermatismus d. h. Mangel an Samen. Diese Thatsachen zeigen, dass in je 6 Fällen einmal den Mann die Schuld trifft." Grade dieser Punkt ist noch nicht genügend betont worden, ja bisher, soweit mir bekannt, gänzlich vernachlässigt worden, und wäre es wünschenswerth, dass derartige Fakta und Beobachtungen, welche dieser Frage gegenüber von bedeutender Wichtigkeit sind, beigebracht würden. Wir müssen daher als Postulat aufstellen, dass nur durch genaue Untersuchung des Mannes und der Frau entschieden werden kann, ob ersterer oder letztere oder beide die Schuld tragen.

Nun aber besteht auch kein Zweifel, dass bei beiden Geschlechtern Beeinträchtigung oder ein vollständiges Hinderniss der Fortpflanzung zuweilen gefunden werden kann; wiederum jedoch vermag man bei der grösseren Anzahl der Fälle von Sterilität selbst durch die genaueste und sorgfältigste Untersuchung kein Hinderniss zu entdecken. Dieser Umstand findet seine Bestätigung durch vergleichende Beobachtungen bei Thieren und Pflanzen, wo derartige Untersuchungen weit ausgiebiger angestellt werden können, als dies an Männern und Frauen möglich ist. Im Allgemeinen wird angenommen, dass die Schuld nicht am Manne liegt, sofern er regelrecht Samen ejaculirt, der sich unter dem Mikroskop als normal erweist. Dass dieser Schluss aber nicht ganz gerechtfertigt ist, werden wir weiter unten an Thatsachen aus der menschlichen und vergleichenden Physiologie deutlich erkennen. Bei Abschätzung der männlichen

Sterilität wird der Umstand nicht in Anschlag gebracht, dass die fehlerhafte Beschaffenheit des männlichen Samens nur eine zeitweise zu sein braucht. Man hat ausser Acht gelassen, dass Sterilität wegen fehlerhafter Beschaffenheit des Samens vorhanden sein kann, selbst wenn Conception und Schwangerschaft stattgefunden hat. In diesem Falle wird der Foetus welk und stirbt aus unerklärlichen Ursachen vorzeitig, oder er ist missgestaltet und nicht lebensfähig, oder er geht an einer ihm väterlicherseits eingepflanzten Krankheit zu Grunde. Man hat ferner übersehen, dass beide Eltern gleichzeitig die Schuld tragen können, und dies mit oder ohne nachweisbare Ursache, im Allgemeinen ohne nachweisbare.

Betreffs der durch Zähmung und durch Bastarde bedingten Sterilität bemerkt Darwin. dass jene in beiden Fällen in verschiedenen Graden auftritt und dass meistentheils die Männchen in grösserer Anzahl, zuweilen aber die Weibchen in grösserem Masse afficirt werden. An einer anderen Stelle, wo er davon spricht, wie die Pflanzen in ihrer Fruchtbarkeit leicht durch irgend welche Verhältnisse Schaden leiden können, betont er, dass dies um so auffälliger sei, als der Blüthenstaub, sobald er einmal sich im Bildungsprozess befinde, nicht leicht beschädigt werden könne. Wie er hinzufügt, kann man eine Pflanze umsetzen oder einen Zweig mit Blumenknospen abschneiden und ins Wasser stellen und der Blumenstaub wird dennoch zur Reife gelangen. Blumenstaub, zur Reife gelangt, kann Wochen- oder sogar Monatelang aufbewahrt werden.

Die weiblichen Organe sind hingegen empfindlicher, so fand Gärtner, dass Dicotyledonen, wenn sie noch so sorgfältig herausgenommen wurden, so dass sie nicht im Geringsten schlaff wurden, selten fruchtbar gemacht werden konnten. Dies geschah sogar bei Topfpflanzen, wenn die Wurzeln aus dem am Boden befindlichen Loche herausgewachsen waren.

Was auch immer die Ursachen der Sterilität bei der Frau sein mögen, so herrscht doch die allgemeine Anschauung vor, die durch keine Untersuchungen hat erschüttert werden können, dass beim menschlichen Geschlecht die Ursache der Sterilität hauptsächlich in der Frau zu liegen pflegt. Ich kenne keine Angaben, die in Betreff des verhältnissmässigen Einflusses der beiden Geschlechter als zuverlässig anzusehen wären. Die Mittheilungen von Gross, welche ich angeführt habe, sind, wenn ich sie auch in Bezug auf die Lösung dieser Frage für werthvoll und wichtig halte, doch noch weit entfernt, betreffs des Antheils der Männer an der Sterilität eine Schlussfolgerung, wie er sie zieht, zu rechtfertigen.

Jene Fälle von Sterilität der Frauen, bei denen aus wohlbekannten· und deutlich sichtbaren Ursachen eine Conception unmöglich ist, finden hier keine Beachtung. Zu ihnen gehören die Fälle von Fehlen des Uterus und von imperforirter Vagina, Verhältnisse, die so selten vorkommen, dass sie bei unserer gegenwärtig noch mangelhaften und unvollständigen Kenntniss an unseren Angaben in Bezug auf die Frauen im Allgemeinen nichts ändern.

Bei Beschreibung der Sterilität ist man gewöhnt, dieselbe als eine absolute oder als eine relative zu bezeichnen.

Jeder Autor, der über Sterilität spricht, setzt, wenn es sich um relative Sterilität handelt, eine nähere Bezeichnung hinzu; fehlt eine solche, so wird darunter die absolute Sterilität verstanden.

Die absolute Sterilität, bisweilen auch congenitale genannt, zu der wir alle jene Fälle rechnen, wo weder eine Geburt, noch eine Fehlgeburt, noch ein selbst sehr frühzeitiger Abort stattgefunden hat, umfasst 2 Arten: 1) wo überhaupt keine Conception stattgefunden hat und 2) wo das befruchtete Ei in der Tube oder im Uterus zu Grunde geht, ohne Spuren eines frühzeitigen Abortus zu hinterlassen. Es ist bekannt, dass einzelne Frauen jeden Monat abortiren; bei ihnen wird alle 4 Wochen eine vollständig entwickelte Decidua vera ausgestossen und doch darin vielleicht keine Spur eines Eies gefunden; diese monatliche Ausstossung hört auf, sobald der Coitus unterbleibt. Es mögen aber auch viele noch frühere Aborte ohne diese Merkmale stattfinden, obgleich uns von solchen in praxi nichts bekannt ist.

Wir reihen diese dann unter jene Fälle von absoluter Sterilität, wo man annimmt, dass keine Conception eintritt. Findet keine Conception statt, so ist vielleicht eine Conception überhaupt unmöglich, wenn die Ovarien weder das Ei vorbereiten, noch zur Reife bringen können. Diese einzelnen Verschiedenheiten absoluter Sterilität lassen sich durch Beobachtung der Thier- und besonders der Pflanzenwelt recht leicht und deutlich veranschaulichen.

Die nicht absolute Sterilität bedeutet die Unfähigkeit, ein lebensfähiges Kind hervorzubringen, obgleich mit Sicherheit Conception und Entwicklung eines Embryo nachgewiesen werden kann. Eine Frau kann steril sein, weil das Ei im Uterus zu Grunde geht oder weil es sich auf unnatürliche Weise über das Normale hinaus entwickelt (z. B. beim Myxom des Chorions und sonstigen Bildungsanomalien). Sowohl in letzterem als in ersterem Falle kann die krankhafte Beschaffenheit der Eihäute die Schuld tragen, gleichviel ob vom Samen des Mannes oder dem Ei des Weibes herrührend.

Eine Frau kann ferner steril sein, weil der Uterus das Ei nicht gut einzubetten oder zu ernähren vermag, oder weil er es vorzeitig aus seiner Höhle ausstösst. Solchen unnatürlichen Verhältnissen und Eventualitäten können entweder lokale oder constitutionelle Ursachen zu Grunde liegen.

Wenn nun, wie bei der absoluten oder bei der nicht absoluten Sterilität, kein lebensfähiges Kind erzeugt, die

Bevölkerung also nicht vermehrt wird und aus letzterem Grunde solche Sterilität bisweilen besonders von Seiten der National-ökonomen von ihrem Standpunkte aus für absolute Sterilität angesehen wird, so erscheint es mir doch wünschenswerth, den Ausdruck absolute Sterilität nur auf jene Fälle zu beschränken, wo nachweisbar niemals Conception stattgefunden hat. Der Ausdruck Sterilität umfasst eben eine grössere Gruppe, nämlich jene der absoluten Sterilität und alle jene anderen Fälle, wo die Bevölkerung keinen Zuwachs erfährt.

Ausser den bereits erwähnten Arten der Sterilität ist noch jene ebenfalls wichtige anzuführen, wo eine Frau ein oder sogar mehrere lebende Kinder zur Welt bringt, deren Anzahl jedoch in keinem Verhältniss zu ihrem Alter und der Dauer ihrer Ehe steht. Hier spricht man von relativer oder erworbener Sterilität.

Wenn z. B. ein Gärtner eine Pflanze hat, die keine einzige Blüte hervorbringt, so ist sie absolut steril; bringt dieselbe jedoch Blüthen, ja sogar Samen hervor, der aber nicht zur vollkommenen Reife gelangt, so ist diese Pflanze insofern steril, als sie ihre Species nicht weiter fortpflanzen kann. Treibt drittens eine Pflanze Blüthen und bringt sie nur eine geringe Anzahl Früchte vollständig zur Reife, so nennen wir sie relativ steril.

So sehen wir, wie Frauen oft nur ein Kind gebären, und sprechen dann von „Ein-Kind-Sterilität“ („an only-child-sterility“) — ein scheinbarer Widerspruch im Ausdruck, den man sich oft erlaubt. —

Frauen können ferner relativ steril sein, weil sie ihrem Alter nach bei normalen Intervallen zwischen den aufeinander-folgenden Geburten eine zu geringe Anzahl Kinder er-zeugen, oder weil zwischen den einzelnen Geburten ausser-gewöhnlich lange Pausen sind, oder weil andere Ursachen zu Grunde liegen.

Alle Arten von Sterilität können congenital oder acquirirt sein.

Aus diesem Grunde ist es unstatthaft, jene Ausdrücke als unterscheidendes Merkmal zu gebrauchen. So kann beispielsweise eine Frau, welche niemals concipirt, nicht nur aus congenitalen Ursachen, sondern auch wegen einer in vorgerückten Jahren acquirirten Krankheit absolut steril sein; ebenso kann eine Frau nicht wegen eines acquirirten Leidens, sondern wegen einzelner ihr angeborener Zustände relativ steril sein.

Das Verhältniss der sterilen Frauen — (relative Sterilität ausgeschlossen) — zu den fruchtbaren findet man, wenn man die Zahl der fruchtbaren und unfruchtbaren Heirathen der Frauen innerhalb des zeugungsfähigen Alters, also zwischen 15 und 45 Jahren zählt. Lever behauptet, ohne nähere Zahlen anzugeben, dass 5% der verheiratheten Frauen ganz unfruchtbar sind. West giebt das Verhältniss steriler Heirathen unter seinen Patienten am St. Bartholomäus-Hospital durchschnitttlich als 1 : 8,5 an; Hedin, ein schwedischer Geistlicher, berichtete, dass in seiner Gemeinde von 800 Seelen kaum 1 unfruchtbare Frau auf 10 fruchtbare kommt. Frank und Burdach behaupten schlechthin, dass nur eine Heirath auf fünfzig unfruchtbar sei. Simpson, der nach dieser Richtung hin die verheiratheten Frauen in Gangremouth und Bathgate untersuchte, fand, dass bei 210 Ehen in Grangemouth 182 fruchtbar, 27 unfruchtbar waren, also beinahe 1 Ehe auf 10 steril war. Von den 27 unfruchtbaren Ehen waren alle Eheleute länger als 5 Jahre verheirathet und bei allen hatte die Frau vor ihrem 45. Jahre geheirathet. Von den 402 Ehen in Bathgate waren 365 fruchtbar, 37 unfruchtbar, also 1 Ehe von 11 war kinderlos. Zur selben Zeit lebten in dem Dorfe 122 Wittwen, von diesen hatten 102 geboren, 20 nicht, also es hatte ohngefähr 1 von 6 keine Kinder. Im Ganzen hatten von 467 Frauen und Wittwen 410 Kinder, 57 hatten keine; es war also ungefähr 1 Ehe von 8 unfruchtbar. Von diesen letzten 57 waren 6 noch nicht über 5 Jahre verheirathet gewesen und 6 andere waren, als sie heiratheten, älter als 45 Jahr. Wenn wir diese 12 abziehen, so haben wir von 455 Ehen 410 fruchtbare, 45 unfruchtbare oder 1 auf $10^1/_9$ ohne Kinder. Simpson fand ferner, dass unter 495 Ehen britischer Peers, welche 5 Jahre oder länger bestanden hatten und bei denen die Männer unter 57 Jahr alt waren, 81 unfruchtbar waren oder 1 $6^1/_9$. Ansell berichtet, dass unter 1919 Ehen von Frauen aus den oberen Klassen bei einem Durchschnittsalter von 25 Jahren — wobei die, welche todte Kinder geboren hatten, nicht als kinderlos mitgerechnet wurden — 152 ohne Nachkommen waren oder $8^0/_0$, also beinahe 1 auf 12. Die in dieser Aufstellung angeführten Eltern lebten alle über das zeugungsfähige Alter hinaus, und er kam zu dem Schlusse, dass keine weitere Chance zur Schwangerschaft vorhanden war, wenn die Frau war:

über 48 und kein Kind hatte seit 2 Jahren
47   3
46   4
45   6
44   8
unter 44   „   „ 10 „

Bei Durchsicht der Register von Edinburgh und Glasgow für das Jahr 1855 fand ich die Anzahl der in diesem Jahr erstgeborenen lebenden Kinder; hiermit verglich ich die Zahl der in demselben Jahre stattgefundenen Heirathen. Es ist klar, dass nur die Anzahl der ersten Kinder gezählt werden muss, weil diese alle die Frauen anzeigen, welche nicht steril sind. Ist in der Ehe auch nur ein lebendes Kind geboren, so ist dieselbe nicht steril. Wenn nun auch die ersten Geburten im Jahre 1855 nicht von allen in diesem

Jahr verheiratheten Frauen herrühren, so kann — (wofern nur die Anzahl der Heirathen mehrere Jahre hindurch sich nahezu gleich bleibt) — wohl mit Sicherheit aus jenen ersten Geburten in einem Jahr ein richtiger Schluss auf die Fruchtbarkeit irgend eines der vorhergehenden oder folgenden Jahre gezogen werden. Aus dieser Fruchtbarkeit kann nun die Sterilität leicht berechnet werden. Es fanden also im Jahre 1855 in Edinburgh und Glasgow 4447 Heirathen und 3722 erste Geburten lebender Kinder statt; es blieben demnach 725 Ehen steril oder 1 : 6,1. In diesen Zahlen sind aber 75 Ehen mit einbegriffen, wo die Frauen erst nach dem 44. Jahre geheirathet hatten, wo man also keine Befruchtung erwarten konnte, ein Umstand, der den physiologischen Werth dieser Aufstellung beeinträchtigen muss. Von Frauen im Alter zwischen 15 und 44 incl. vermählten sich 4372, aus dieser Altersklasse gingen 3710 lebende erste Geburten hervor, während 662 Ehen steril blieben, also 1 : 6,6. Mit anderen Worten 15 Prozent aller Ehen unserer Bevölkerung aus der Altersklasse zwischen 15 und 44 sind steril. Doch muss diese Schätzung aus den Angaben von Edinburgh und Glasgow noch corrigirt werden, da die Todtgeborenen hierbei nicht mitgezählt wurden.

So besitzen wir ziemlich gute statistische Angaben über die Sterilität, welche nicht sehr von einander abweichen.

Patienten im St. Bartholomäus-Hospital 1 auf 8.

Einwohner von Grangemouth   1   10.

Einwohner von Bathgate   1   10.

Britische Peers   1   6.

Obere Klassen (Ansell)   1   12.

Einwohner von Edinburgh und Glasgow 1   7.

Die letzte Schätzung ist — wenn wir die der britischen Peers bei Seite lassen — die höchste und wahrscheinlich auch die einzige, wo als Zeichen der Fruchtbarkeit lebende

Kinder mit Ausschluss der todtgeborenen gezählt wurden. Wären hierbei die todtgeborenen Kinder mitgerechnet worden, so hätte eine grosse Reduction, wenigstens um 4 Prozent stattfinden müssen. Die niedrigste Schätzung der Sterilität ist die von Ansell. In dieser werden die Frauen, welche todte Kinder geboren haben, mitgerechnet. Diese Frauen sind aber die bevorzugten in der Gesellschaft, weil sie in guten Verhältnissen leben und Vorkehrungen treffen können, um die Lebensfähigkeit der zu gebärenden Kinder möglichst zu sichern, sonst würde sich zweifellos ein noch höherer Satz für die Sterilität ergeben. So schwanken die Schätzungen zwischen 1 : 7 und 1 : 12, und wir glauben zuversichtlich, dass die wirkliche Ziffer der Sterilität der Ehen in Grossbritanien dem Verhältniss 1 : 10 ziemlich genau entspricht.

Mir ist keine Tabelle solcher Frauen bekannt, wo nur von absoluter Sterilität die Rede ist, d. h. von Frauen, die nicht concipiren oder, wenn sie concipiren, nicht einmal abortiren. Doch existiren sicherlich in den besseren Klassen eine grosse Anzahl steriler Frauen. So haben mich im Verlauf der letzten 5 Jahre in meiner Behausung 504 absolut sterile Frauen, die in dem Alter zwischen 15 und 45 standen, als sie sich verheiratheten, meist wegen ihrer Sterilität consultirt; von diesen waren 337 länger als 3 Jahre verheirathet. Indess ist diese hohe Ziffer nicht als Unterlage zur Auffindung der Verhältnisszahl der Unfruchtbaren zu sämmtlichen Verheiratheten zu verwerthen. In folgender Tabelle sind diese 504 verheiratheten und absolut sterilen Frauen, je nach ihrem Alter bei der Verheirathung und je nach der Dauer ihrer Ehe, classificirt.

Tafel I.

Tafel der Sterilität.

Alter bei der Hochzeit	Wie viel Jahre verheirathet?							
	Unter 3	4—8	9—13	14—18	19—23	24—28	29	Summa
15—19	12	19	15	4	7	2	1	60
20—24	70	66	37	24	13	9	—	219
25—29	47	51	20	8	8	—	—	134
30—34	26	20	8	4	1	—	—	59
35—39	6	13	4	—	—	—	—	23
40—45	6	3	—	—	—	—	—	9
Summa	167	172	84	40	29	11	1	504

Es steht fest, dass jede Bevölkerung relativ steril ist. Die Nationalökonomen stellen deshalb mannigfache Schätzungen an, wie z. B. über den Ausfall an Nachkommen aus den gegenwärtigen Ehen oder über das geringe Ergebniss der gegenwärtigen Geburten, das hinter dem zurückbleibt, was sich ergeben würde, wenn alle Frauen der Bevölkerung zu der Zeit, welche als die für die Kindererzeugung günstigste angesehen wird, geheirathet hätten. Die Lösung dieser und ähnlicher Fragen ist für den Staatsmann von weit grösserem Interesse als für den Arzt; sie erfordert umfangreiche Berechnungen und braucht hier nicht versucht zu werden.

Der Grad oder das numerische Verhältniss bei der relativen Sterilität des Durchschnittsindividuums wechselt natürlich, je nach dem Alter zur Zeit der Verheirathung, und darf nicht nach dem, was an dem höchst möglichen Zeugungsresultate fehlt, abgeschätzt werden, sondern nach dem, was an der Durchschnittszahl von Nachkommen aus Ehen in den betreffenden Lebensaltern fehlt; oder er ist einfach nach dem Massstabe zu schätzen, der nicht übertrieben hohe

Anforderungen an die Mutter mit Rücksicht auf ihre Gesundheit bedingte.

Man muss eben eine Durchschnittsfrau zum Massstabe nehmen, weil einzelne Individuen in ihrer Constitution sehr verschieden sind. Es ist gar keine seltene Beobachtung und ich entsinne mich einer solchen, wo die ganz leichte Geburt eines einzigen Kindes die Fruchtbarkeit einer gesunden Frau, die 25 Jahre zur Zeit der Niederkunft zählte, gänzlich erschöpfte und ihr Allgemeinbefinden für die Dauer des ganzen zeugungsfähigen Alters vollständig untergrub. Diese Frau wurde von mehreren Aerzten untersucht, und alle konnten keine andere Ursache der grossen Schwäche und Kraftlosigkeit entdecken, als die vorangegangene Schwangerschaft. Andererseits wieder erwähnt Ansell eine Frau, die mit 21 Jahren heirathete, darauf innerhalb 27 Jahren 25 Kinder gebar, welche alle das mannbare Alter erreichten, während sie selbst erst in dem hohen Alter von 88 Jahren starb.

Die sog. „Ein-Kind-Fruchtbarkeit" oder relative „Ein-Kind-Sterilität" tritt in 2 Formen auf: Entweder als eine Erschöpfung der Zeugungskraft, während im Allgemeinen die Kraftfülle des Körpers keinen Schaden erlitten hatte, oder als gleichzeitige Schwächung der sexuellen Kräfte und der gesammten Körperconstitution. Dies ist eine relative Sterilität, welche wegen ihrer Häufigkeit und ihrer Bedeutung auch in socialer Hinsicht selbst dem Laien bekannt ist. Ansell fand unter 1767 fruchtbaren Ehen bei einem Durchschnittsalter von 25 Jahren bei der Verheirathung — indem er den Frauen reichlich Zeit giebt, ihre Fruchtbarkeit zu documentiren — 131 Fälle von relativer Ein-Kind-Sterilität oder 1 unter 13 fruchtbaren Ehen. Der Grad dieser relativen Sterilität kann annähernd geschätzt werden, wenn man sie mit der durchschnittlichen Fruchtbarkeit derselben Frauen vergleicht; diese war ohngefähr 6, oder anders ausgedrückt, die relative Sterilität dieser

131 Frauen, welche nur ein Kind geboren hatten, betrug 655 Kinder. Dieselben würden nämlich statt 131 Kinder 786 Kinder gehabt haben, wenn sie eben die durchschnittliche Fruchtbarkeit der anderen 1636 fruchtbaren Frauen erreicht hätten, ja sie würden noch mehr gehabt haben, wenn sie eine normale Fruchtbarkeit, statt der durchschnittlichen Fruchtbarkeit erreicht hätten. Unter **normaler Fruchtbarkeit** verstehen wir nämlich, wohlgemerkt, diejenige Anzahl Kinder, welche eine gesunde Frau im Allgemeinen haben kann, ohne dass ihre Gesundheit beeinträchtigt wird. In Bezug auf die hier zu behandelnde Hauptfrage, wie viel Kinder soll eine Frau gebären, sind verschiedenartige nebensächliche Momente bezüglich der relativen Sterilität zu berücksichtigen. Diese Betrachtungen gründen sich auf den bekannten Verlauf natürlicher Fruchtbarkeit und zeigen die Abweichungen vom Verlauf der relativ sterilen. Die in dieser Beziehung angestellten Untersuchungen ergeben, wie viele Kinder eine Frau naturgemäss oder wahrscheinlich gebären wird und in welcher Weise die Geburten auf einander folgen werden.

Wir fragen:

1) Wie lange nach der Hochzeit trat die erste Schwangerschaft ein?

2) Wie rasch folgten die Geburten aufeinander? oder welche Intervalle lagen zwischen den aufeinander folgenden Geburten?

3) Wann hörte die Zeugungsfähigkeit auf? oder was dasselbe ist, in welchem Alter stand die Frau bei der Geburt ihres letzten Kindes?

4) Wie lange dauerte die Zeugungsfähigkeit der Frau oder wie viel Zeit verlief zwischen Eintritt der ersten Schwangerschaft und dem Ende der letzten?

Von Seiten des Nationalökonomen werden bei seinen Studien über die Bevölkerung derartige nebensächliche

Momente wenig beachtet, da sein Hauptinteresse in den Fragen gipfelt: Wie viel sind geboren worden? wie viel könnten geboren worden sein? Wie ist die Gesundheit der Neugeborenen? Die Antworten auf diese Fragen giebt ihm die gegenwärtige relative Sterilität der Bevölkerung, und bei einer ganzen Bevölkerung ist in der relativen auch die absolute mit einbegriffen. Nun kann er versuchen, die Sterilität des Volkes zu vergrössern oder zu vermindern, ohne hierbei den Gesundheitszustand der Nachkommen, so weit er die Fruchtbarkeit betrifft, ausser Acht zu lassen; diese Controlle erreicht er besonders dadurch, dass er das Alter zur Zeit der Verheirathung höher oder niedriger normirt. Der Arzt hingegen, der für einzelne Individuen, nicht für ein Volk Sorge zu tragen hat und der einem Jeden von einem Lebensjahr zum anderen Rath zu ertheilen hat, wird sein Hauptinteresse diesen Nebenfragen zuwenden, welche der Staatsökonom zwar nicht gänzlich vernachlässigen darf, sondern mehr dem Nachdenken des Arztes überlassen muss.

Die hohe Bedeutung jener Frage, wie bald nach der Verheirathung eine Frau mit ihrem ersten Kinde niederkommt, leuchtet jedoch von selbst ein und wird sich bald als ein wichtigerer Massstab für die Sterilität dokumentiren, als es auf den ersten Blick zu sein scheint. Whitehead constatirte bei einem Beobachtungsmaterial von 541 verheiratheten Frauen, die ein Durchschnittsalter von 22 Jahren hatten, dass im Mittel $11\frac{1}{2}$ Monate zwischen Heirath und erster Niederkunft verliefen. Sadler behauptet, dass verheirathete Frauen durchschnittlich nicht im ersten Jahre ihrer Ehe, sondern bald darauf fruchtbar werden, da nach einer grossen Anzahl seiner zu diesem Zwecke angestellten Beobachtungen $\frac{3}{4}$ der Frauen durchschnittlich erst 1 Jahr nach der Verheirathung ihr erstes Kind zur Welt brachten.

Aus den Registern von Edinburgh und Glasgow für das Jahr 1855 stellte ich zu diesem Zwecke 3722 Fälle zusammen, doch sind hierbei 2 Fehlerquellen zu erwähnen, welche keinen genauen Vergleich mit den Resultaten der werthvolleren Tabelle von Ansell zulassen.

Tafel II

zeigt das Intervall zwischen Hochzeit und der Geburt des ersten Kindes.

Wie viel Jahre verheirathet?	Zahl der Geburten.	Wie viel Jahre verheirathet?	Zahl der Geburten.
Unter 1	608	9	5
1	2390	10	1
2	437	11	3
3	133	12	4
4	61	13	2
5	32	14	–
6	27	15	1
7	12	16	–
8	5	17	–
		18	1

Summa 3722

Einmal sind die Zwillinge ausgeschlossen und statt den Primiparen den Multiparen zugetheilt, und zweitens, was mir noch wichtiger scheint, ist die grosse Anzahl der Mütter, welche todte Kinder geboren haben, weggelassen. Grade Zwillinge kommen besonders bei Frauen vor, die schlecht entwickelt sind und in rascher Aufeinanderfolge niederkommen; dadurch nun, dass sie aus der Reihe der Erstgebärenden weggelassen wurden, wird die angenommene Zeit der Primiparität verlängert.

Eine ähnliche Verlängerung dieser Zeitfrist entsteht, wenn man die Frauen, welche todte Kinder hatten, nicht in die Reihe der Erstgebärenden einfügt, weil solche Frauen, wenn sie das erste Mal ein lebendes Kind zur Welt bringen, das aber in Wirklichkeit schon ihr zweites oder drittes u. s. w. sein kann, in der Reihe der Primiparen figuriren werden, wonach man denn irrthümlich glauben könnte, dass eine übermässig lange Zeit bis zur ersten Niederkunft vergangen wäre. —

Die Edinburgher und Glasgower Tafel giebt als mittleres Intervall zwischen Hochzeit und Geburt eines lebenden Kindes 17 Monate an. Hieraus ersieht man, dass in der Mehrzahl der Fälle die Niederkunft mit einem lebenden Kinde erst nach Ablauf eines 1 jährigen ehelichen Lebens erfolgt; beinahe in $^2/_3$ der Fälle beginnen die Geburten erst im Laufe des 2. Jahres. Hieraus geht hervor, dass man keinen Grund hat, eine dauernde Sterilität früher anzunehmen, als bis das 4. Jahr des ehelichen Lebens begonnen hat, denn während von jenen, die 3 Jahr und weniger als 4 Jahr verheirathet waren, 133 das erste Mal ein lebendes Kind zur Welt brachten, war dies in allen darauf folgenden Jahren zusammen genommen nur bei 154 der Fall. Von den ganzen 3722 angeführten Frauen kamen ungefähr nur $^1/_{24}$ nach verflossenem 4jährigen ehelichen Leben mit lebenden Kindern das erste Mal nieder.

In der Tafel von Ansell finden wir auch die erst- und gleichzeitig todtgeborenen Kinder verzeichnet. Dieselbe trägt in ihren 6035 Fällen den Zwillingen Rechnung, ist besser als die vorhergehende und überhaupt besser als irgend eine andere, die ich hierüber kenne. In ihr wird durchschnittlich nahezu ein Intervall von 16 Monaten zwischen Hochzeit und Niederkunft angegeben. Die grössere Anzahl der Frauen in Ansells Tabelle kam mit ihrem ersten Kinde vor Ende des 1. Jahres und beinahe $^7/_8$ der Frauen vor Ende des 2. Jahres des ehelichen Lebens nieder. Auch hieraus geht hervor, dass man von dauernder Sterilität erst nach Beginn des 4. Jahres nach der Verheirathung reden kann, denn während von denjenigen, die 3 Jahre und weniger als 4 Jahre verheirathet waren, 421 zum ersten Mal ein Kind zur Welt brachten, geschah dies in den darauf folgenden Jahren zusammengenommen nur in 292 Fällen. Von sämmtlichen 6035 Frauen wurden nur ungefähr $1/21$ nach 3jährigem und nur $1/39$ nach 4jährigem ehelichen Leben zum ersten Mal entbunden.

Tafel III (von Ansell)

zeigt das Intervall zwischen Heirath und Geburt der ersten Kinder.

Jahre nach der Verheirathung.	Anzahl der erstgeborenen Kinder.	Jahre nach der Verheirathung.	Anzahl der erstgeborenen Kinder.
1	3159	8	11
2	2163	9	7
3	421	10	7
4	137	11	5
5	69	12	4
6	26	13	3
7	21	14	2

In Summa 6035.

Man kann also behaupten, dass verheirathete Frauen, bei denen der Beginn ihrer ersten Fruchtbarkeit sich über 16 Monate verzögert, schon einen gewissen Grad von relativer Sterilität zeigen. Diese Schlussfolgerung stimmt vollständig mit unseren übrigen Erfahrungen über diesen Gegenstand überein.

Die zweite aufgestellte Frage: „Wie rasch folgen in einer Familie die Kinder aufeinander? oder welche Zeit liegt zwischen den Geburten der aufeinander folgenden Kinder?" wurde von grossen Autoren dahin beantwortet, dass fruchtbare Frauen nie mehr als durchschnittlich alle 2 Jahre ein Kind hatten. Doch hat sich dies, wie viele andere Voraussetzungen, auf welche Malthus und andere Forscher ihre Grundanschauungen gründeten, als falsch erwiesen. Nach dem, was wir jetzt wissen, können wir bestimmt behaupten, dass Malthus irriger Weise dem Frauengeschlecht einen gewissen Grad relativer Sterilität zuschreibt, da Frauen, welche überhaupt gebären, durchschnittlich ungefähr alle 18 Monate niederkommen.

Die hier folgende Tafel, welche nach den Registern von Edinburgh und Glasgow zusammengestellt ist, ergiebt als mittlere Durchschnittszeit zwischen den aufeinander folgenden Geburten ohngefähr 20 Monate. Doch sind noch verschiedene Modifikationen nöthig, die im Ganzen zu einer Reduction dieser Zahl führen werden, denn es sind hier Zwillinge mit einbegriffen. und als zwei Kinder aufgeführt, und ein noch grösserer Fehler ist es, dass die todten Kinder, gleich viel ob eins oder mehrere. ausgeschlossen sind. Allerdings wäre dies kein grosser und nach der Anschauung eines Untersuchers wie Malthus überhaupt kein Fehler, doch wird grade seine Aufstellung. wenn man dies in Rechnung zieht, im Vergleich hiermit noch fehlerhafter.

Die von Ansell aufgestellte Tafel IV und Tafel V zeigt nicht genau das durchschnittliche Intervall zwischen den einzelnen Geburten, sondern das Durchschnittsintervall zwischen der Heirath und der Geburt des einzelnen Kindes, dividirt durch die Anzahl der geborenen Kinder, an, was nahezu das erwünschte Resultat ergiebt. Ansell's Tabelle erfordert keine Correctur rücksichtlich der Zwillinge oder der todtgeborenen Kinder. Ihren Werth kann man aus dem Beweismaterial, das zwar noch nicht definitiv ist, ersehen, da es sich auf mehr als 25000 Beobachtungen bezieht. Die mittlere Durchschnittszeit beläuft sich nach derselben auf 18 Monate.

Tafel IV

zeigt die mittlere Dauer der Ehe bei Geburt jedes folgenden Kindes und
das mittlere Intervall zwischen den Geburten der aufeinander
folgenden Kinder.

Zahl der Kinder	Zahl der Mütter	Verheiratet seit? (in Monaten)	Mittleres Intervall zwischen den aufeinander folgenden Geburten.
1	3722	17	—
2	2893	38	19,0
3	2534	64	21,3
4	1982	90	22,5
5	848	115	23,0
6	1221	137	22,8
7	848	162	23,1
8	641	181	22,6
9	425	203	22,5
10	222	225	22,5
11	152	235	21,4
12	61	246	20,5
13	34	263	20,2
14	11	281	20,1
15	6	280	18,7
16	2	336	21,0
17	2	252	14,8
18	1	252	14,0
19	1	204	10,7
		Mittlere Dauer	19,9

Tafel V (nach Ansell)

zeigt die mittlere Dauer der aufeinander folgenden Geburten nach der
Hochzeit und das Durchschnittsintervall zwischen denselben.

Reihenfolge der Geburten Kind	Mittlere Zeit der Geburt nach der Hochzeit Jahre	Mittleres Intervall zwischen den aufeinander folgenden Geburten Monate	Reihenfolge der Geburten Kind	Mittlere Zeit der Geburt nach der Hochzeit Jahre	Mittleres Intervall zwischen den aufeinander folgenden Geburten Monate
1.	1,32	—	10.	16,33	20,0
2.	3,02	18,0	11.	17,65	19,0
3.	4,83	19,0	12.	18,85	19,0
4.	6,69	20,0	13.	19,87	18,0
5.	8,53	20,0	14.	20,71	18,0
6.	10,28	20,5	15.	21,41	17,0
7.	11,92	21,0	16.	22,01	16,5
8.	13,47	20,0	17.	22,54	16,0
9.	14,93	20,0	18.	23,02	15,0

Ansells Tabelle kann ferner dazu dienen, die mittlere Durchschnittszeit bei jenen Frauen festzustellen, die nicht übermässig viel, sondern nur eine normale Anzahl Kinder haben. Es werden nun diejenigen Mütter, welche eine aussergewöhnliche Fruchtbarkeit entweder durch eine hohe Anzahl von Geburten, oder durch eine ungemein rasche Aufeinanderfolge derselben zeigten, zusammengebracht mit denen der darauffolgenden Zifferreihe, die normal oder nahezu normal geboren haben. Blicken wir dann auf die Zifferreihen, wo die Anzahl zwischen 4 und 10 variirt, wobei sich Zwischenpausen von 20 bis 21 Monaten zeigen, so können wir mit Sicherheit die Zwischenpause für normale Nachkommenschaft auf etwas über 20 Monate, doch wahrscheinlich beträchtlich unter 2 Jahren festsetzen. Aus diesem Grunde können wir behaupten, dass eine verheirathete Frau, welche während ihrer Fruchtbarkeitsperiode nicht alle 20 Monate ein Kind hat, bereits einen gewissen Grad von relativer Sterilität zeigt.

Die dritte Frage ist: Wann hört die Fruchtbarkeit der Frau auf oder wie alt war die Frau bei der Geburt des letzten Kindes? Hierbei pflegt man regelmässig die Fruchtbarkeitsperiode mit dem ganzen Zeitabschnitt, während dessen eine Frau menstruirt, zu verwechseln, und dies ist ein grosser Fehler. Die Fruchtbarkeitsperiode während der Ehe umfasst nur einen Theil der Menstruationszeit; es finden nur ganz geringe Ausnahmen statt, wie sie mir selbst niemals zur Beobachtung gekommen sind. Beginnt einmal eine Frau fruchtbar zu werden, so bleibt sie dies unter günstigen Verhältnissen unausgesetzt, bis ihr letztes Kind geboren ist.

Wohl sagen uns die Register, wann die Frauen die ersten Kinder bekommen, doch fehlen uns ziemlich sichere Data, um zu entscheiden, welches das Durchschnittsalter der beginnenden oder einsetzenden Fruchtbarkeit ist. Wir können indessen nach dem, was wir jetzt bestimmt darüber wissen, sicher annehmen, dass es nicht das Alter der Pubertät, d. h. das der beginnenden Menstruation ist, und dass es ferner auch nicht das mannbare Alter d. h. dasjenige ist, bei welchem die Fortpflanzung mit grösstmöglichem Vortheil für Mutter und Nachkommen begonnen hat. Es ist ein sicheres Zeichen für das gute Verhalten der menschlichen Rasse, dass wir in Bezug hierauf keine genügenden Angaben erlangen können, da Ehen nur selten in allzu jugendlichem Alter gestattet werden. Der grösste Theil unserer Frauen schreitet zum Glück erst, sobald sie das heirathsfähige, d. h. das mannbare Alter erreicht haben, zur Ehe. Nichtsdestoweniger wäre es wünschenswerth, wenn wir das mittlere Alter der beginnenden Fruchtbarkeit ausfindig machen könnten. In Bezug auf das Aufhören der Zeugungsfähigkeit haben wir einen genaueren Anhalt und daran erkennen wir den Unterschied klar, der zwischen Cessation der Menstruation und Cessation der Fruchtbarkeit gemacht werden muss. Die Menstruation cessirt vom 45. zum 50. Jahre, die Zeugungsfähigkeit hingegen durchschnittlich im 38. Lebensjahre. Diese Cessation dürfte schwerlich von einer Unvollkommenheit oder Verfall der Organe, welch letzterer zwar nachgewiesen worden ist, herrühren. Es ist im höchsten Grade wahrscheinlich, dass ihre vorzüglichste Ursache ein Aufhören der functionellen Kräfte oder der functionellen Thätigkeit ist, da sie bei Frauen, welche ihre Fruchtbarkeit erst im späteren Alter begonnen haben, hinausgeschoben wird.

Ueber das Aufhören der Fruchtbarkeit stammen die besten Mittheilungen von Ansell, dessen Berechnungen sich auf 4899 Beobachtungen stützen, die sich nur auf diejenigen Fälle beschränken, wo Beide, Mann und Frau, das Fruchtbarkeitsalter der letzteren überlebten. Gerade dieser Umstand war für jeden einzelnen Fall in Uebereinstimmung mit einer schon Seite 9 gegebenen Scala festgestellt worden, bei deren Auf-

stellung der leitende Gedanke massgebend war, von keiner Frau
vorauszusetzen, dass sie vor dem 44. Lebensjahre ihr letztes Kind
geboren habe, es sei denn, dass sie seit 10 Jahren unfruchtbar gewesen wäre. In dem 5jährigen Zeitraum von 39—43
hören die meisten Frauen auf, Kinder zu bekommen. Das
Durchschnittsalter der Mütter, wenn sie durchschnittlich mit
25 Jahr geheirathet haben, ist zur Zeit der Geburt des
letzten Kindes 38 Jahre, ausgenommen in den Fällen, wo der
Tod des Mannes frühzeitig eintrat.

Die Zeit der Fruchtbarkeit beginnt bei einer grösseren
Anzahl Kinder früher als bei einer geringen und zieht sich
auch mehr in die Länge. Siehe folgende Tafel.

Tafel VI (von Ansell)

zeigt das mittlere Alter der Mütter bei der Geburt ihrer letzten Kinder
bei einer Nachkommenschaft von verschiedener Anzahl.

Anzahl der Kinder.	Mittleres Alter der Mütter.
1	31,08
2 oder 3	34,21
4 5	37,04
6 7	39,21
8 „ 9	40,61
10, 11 oder 12	41,74
13, 14 oder 15	42,83
16 oder mehr	44,32.

Die Frauen durchlaufen in Bezug auf unser vorliegendes
Thema mehrfache Phasen. Wir unterscheiden: das Alter der
Pubertät oder der beginnenden Menstruation, das von dem
Alter der beginnenden Fruchtbarkeit streng zu trennen ist,
für dessen genaue Feststellung wir keine entsprechenden Angaben besitzen. Jedenfalls tritt das Alter, wo die Frau
anfängt, Kinder zu bekommen, mag es auch bei einzelnen

Individuen mit dem der beginnenden Menstruation zusammenfallen, glücklicherweise bei den meisten Frauen beträchtlich später ein. Nach dem Alter, wo die Frau zeugungsfähig wird, kommt das mannbare oder heirathsfähige Alter, dasjenige, bei dem eine Frau in das eheliche Leben mit den besten Aussichten für eine gesunde und nicht übermässige Nachkommenschaft eintreten kann. Nach dem heirathsfähigen Alter kommt das, wo die Frau aufhört, Kinder zu bekommen; dies tritt, wie schon gesagt, für Frauen, die mit 25 Jahren geheirathet haben, mit 38 Jahren ein. Wohl kann eine Frau nach diesem Alter, ja sogar nach Aufhören der Menstruation noch Kinder zur Welt bringen, doch geschieht dies nur in seltenen Ausnahmen. Die letzte Phase bildet dann das Aufhören der Menstruation in dem Alter zwischen 45 und 50 Jahren. Wir haben also das Durchschnittsalter für die Pubertät d. h. für den Beginn einer möglichen Zeugung; etwas weiter liegt das für die beginnende Zeugung, noch weiter liegt das der Heirathsfähigkeit, d. h. das geeigneteste Alter zur Kindererzeugung; noch weiter das des Aufhörens der Zeugung, und zuletzt kommt das Durchschnittsalter für das Aufhören der Menstruation und der Möglichkeit der Zeugung.

Die meisten Phasen des weiblichen Lebens finden ihre Analoga in dem weiblichen Leben der niederen Thiere, welche uns am besten bekannt sind; ja einzelnen von ihnen begegnen wir auch in der Physiologie der Pflanzen. Es kann also kein Zweifel darüber herrschen, dass sie alle ihre gleichbedeutenden physischen Vorrichtungen der Genitalorgane besitzen. Hierüber haben sehr erfolgreiche anatomische Untersuchungen betreffs Pubertät, Heirathsfähigkeit und Aufhören der Menstruation stattgefunden.

Whitehead macht in seiner Schrift über das Alter, wo die Zeugungsfähigkeit aufhört, folgende treffende Bemerkung: „Die Summe des Alters der 38 in umstehender Tafel verzeichneten Individuen beläuft sich zur Zeit ihrer letzten Niederkunft auf 1586, und ergiebt eine Durchschnittszahl von 41,73 Jahren; das Durchschnittsalter derselben Individuen zur Zeit ihrer letzten Menstruation ist 47,54 Jahre: mithin haben wir hier einen Zeitraum von beinahe 6 Jahren, während welcher Zeit, obschon die Menstruation unausgesetzt stärker oder schwächer funktionirte und die Gesundheit ungestört war, dennoch keine Zeugungsfähigkeit vorhanden war. Trotzdem befanden sich alle unter ebenso günstigen Verhältnissen zur Fortsetzung der Kinderzeugung, soweit es ihre eheliche Stellung betraf".

„Eine gleiche Periode des Ausruhens der Gebärmutter, fügt er hinzu, wird beobachtet, bevor die Zeugungsfähigkeit sich zu bethätigen beginnt". Das Durchschnittsalter für das Aufhören der Fruchtbarkeit liegt für alle Frauen ohne Zweifel zwischen dem 35 und 40. Jahre, hört dieselbe schon früher auf, so ist die Frau mit relativer Sterilität behaftet. Auf die Frage: Wie lange dauert die Fruchtbarkeitsperiode? ist die Antwort nicht schwer zu finden. Denn wenn das Durchschnittsalter für den Beginn der Fruchtbarkeit 26 Jahre und das für Beendigung derselben 38 Jahre ist, so hat dieselbe eine mittlere Dauer von 12 Jahren. Die Dauer der Fruchtbarkeit ergiebt sich aus der Anzahl der Schwangerschaften, multiplizirt mit 9 (Monate) plus der Anzahl der Intervalle, multiplizirt mit 9 (Monate). Die Dauer wird daher variiren zwischen 9 Monaten, im Falle einer sog. „Ein-Kind-Sterilität", und 171 Monaten = ungefähr 14 Jahren im Falle einer Fruchtbarkeit von 10 Kindern, und selbst bedeutend weniger als 30 Jahren im Falle einer Fruchtbarkeit von 20 Kindern; ich sage ausdrücklich bedeutend weniger, weil Frauen mit einer solch grossen und aussergewöhnlichen Fruchtbarkeit sich, um mit der Production einer so beträchtlichen Kindeanzahl fertig zu werden, mit der Aufeinanderfolge der Geburten eilen.

Tafel VII (zusammengestellt nach Ansell's Angaben) zeigt das Durchschnittsalter beim Aufhören der Fruchtbarkeit bei verschieden grosser Nachkommenschaft, ferner die Dauer der Fruchtbarkeit, indem für jedes Kind 18 Monate gerechnet sind bei einer Nachkommenschaft von weniger als 10 Kindern. Das mittlere Alter der Mütter bei Beginn der Fruchtbarkeit ist auf 26 Jahre angenommen und Mann und Frau überlebten beide das Fruchtbarkeitsalter der Mutter, gemäss der Scala von Ansell (pag. 9).

Zahl der Nachkommen.	Zahl der Fälle.	Mittleres Alter der Mütter.		Dauer der Fruchtbarkeitsperiode.	
		Jahre	Monate	Jahre	Monate
1	244	30	6	1	6
2	401	32	11	3	0
3	425	34	5	4	6
4	485	35	10	6	0
5	565	36	11	7	6
6	494	38	0	9	0
7	490	39	0	10	6
8	467	39	8	12	0
9	387	40	6	13	6
10	312	40	10	14	10
11	239	41	1	15	1
12	170	41	7	15	7
13	115	42	5	16	5
14	43	41	10	15	10
15	34	42	8	16	8
16	10	43	6	17	6
17	10	43	5	17	5
18	6	44	7	18	7
19	1	45	0	19	0
20	1	45	0	19	0

Aus den in Ansell's Tafel aufgeführten 4899 verheiratheten Frauen, deren Alter bei der Geburt ihrer letzten Kinder bekannt war, und wo Mann und Frau das zeugungsfähige Alter der Mutter überlebten, stellte ich selbst folgende Tabelle zusammen, um die genauesten Zahlen zu veranschau-

lichen, die ich für die wirkliche Länge der Fruchtbarkeitsperiode, je nach der Anzahl der Kinder, anzugeben im Stande
bin. Entsprechend dem mittleren Alter aus Ansells Zusammenstellung ist in allen Fällen der Beginn des zeugungsfähigen Alters mit 26 Jahren angenommen.

Die Tafel VII giebt uns ferner eine werthvolle Auf-
klärung über die Dauer der Zeugungsfähigkeit bei einer
Nachkommenschaft, welche ungefähr die normale Anzahl
Kinder — gegen 10 — beträgt. Aus der Tabelle ergiebt sich als
normale Dauer ungefähr 15 Jahre. Wir werden daher eine Frau
als relativ steril betrachten, welche, wenn sie im heirathsfähigen
Alter (im 20. bis 25. Lebensjahre) geheirathet hat, innerhalb
der 15 Jahre nach der Geburt ihres ersten Kindes aufhört,
Kinder zu zeugen.

Wir müssen nun versuchen, die letzte und vielumfassende
Frage zu beantworten: Wie viel Kinder bringt eine Frau
zur Welt? ohne es aus der Beantwortung der vorangegangenen
Fragen zu berechnen. Von der Antwort auf diese Frage
hängt die Feststellung der statistischen Berechnung der
relativen Sterilität ab. Eine direkte Beantwortung wird
schwerlich befriedigend ausfallen, da wir hierüber sehr wenige
Angaben besitzen, doch wird die Antwort, welche wir hierauf
geben können, durch die verschiedenen vorher behandelten
Nebenfragen bekräftigt. Wir werden hierbei auf keine
politisch wichtigen Gegenstände wie z. B. auf die thatsächliche
Zahl der Kinder oder wie viel auf eine Ehe kommen etc.
eingehen, da diese mit unserer gegenwärtigen Frage nichts
zu thun haben.

In dem Distrikt von St. George in-the-East fand die
statistische Gesellschaft unter der ärmeren Klasse 80 Mütter,
welche sich im Alter von 15 bis 19 Jahren verheirathet hatten
und welche zum wenigsten 31 Jahre, in diesem Falle während
der ganzen Fruchtbarkeitsperiode verheirathet gewesen waren.

Diese fruchtbaren Frauen hatten durchschnittlich 9,12 Kinder geboren. Da wir aber bestimmt annehmen können, dass offenbare Fehlerquellen vorhanden sind, die alle dazu angethan sind, die Durchschnittszahl der Fruchtbarkeit zu verringern, so können wir auf Grund der Angaben von St. George in-the-East mit Sicherheit sagen, dass die mittlere Durchschnitts-ziffer fruchtbarer Ehen, die während der ganzen Frucht-barkeitsperiode fortbestanden haben, ungefähr 10 beträgt. Das Durchschnittsalter beim Heirathen ist in England 25, deshalb sollte folgerichtig die Fruchtbarkeit auch weniger als 10 betragen, da die Frauen nicht während ihrer ganzen Fruchtbarkeitsperiode in erfolgreichem ehelichem Verkehr leben, sondern nur vom 25. Jahre bis zum Ende des zeugungs-fähigen Alters. Die gegenwärtige Fruchtbarkeit fruchtbarer Ehen in England beträgt, wenn von 10 Frauen nur 9 lebende Kinder besitzen, nach Farr 5,2, welche Ziffer jedoch den Angaben von St. Georges in-the-East und Ansell wider-spricht und deshalb der Correctur bedarf, da ja in diesem Fall die Voraussetzung, dass der eheliche Verkehr bis zum Ende der Fruchtbarkeitsperiode fortgesezt wird, unbeachtet geblieben ist. Wäre diese Voraussetzung nicht ausser Acht gelassen, so würde sich ja natürlich ein grosser Zuwachs der Frucht-barkeit seitens der Frauen in England ergeben. In Ansells Sammlung sind 1767 Frauen einbegriffen, die mit jungen Männern in einem Durchschnittsalter von 25 Jahren sich verheirathet haben und bis zum Ende ihres zeugungsfähigen Alters in fruchtbarer Ehe lebten, deren Fruchtbarkeit nach einer bereits gegebenen Tabelle sich auf 5,7 oder beinahe 6 belief, welche Ziffer meiner Meinung nach eine geringere Fruchtbarkeit anzeigt, als die der englischen Frauen im All-gemeinen beträgt.

Die fruchtbaren Frauen Englands haben ohne jene Voraus-setzung, beständig bis zum Ende ihrer Fruchtbarkeitsperiode im ehelichen Verkehr zu leben, 5,2 Kinder geboren. Ansell's Mütter in den oberen Klassen, welche sich durchschnittlich mit 25 Jahren verheiratheten und in ehelicher Gemeinschaft bis nach Ablauf der Fruchtbarkeitsperiode lebten, hatten durchschnittlich 6 Kinder geboren. Die fruchtbaren Frauen von St.-George's-in-the-East, eine ärmliche Bevölkerung, hatten während ihrer gesammten Fruchtbarkeitsperiode ungefähr 9 Kinder geboren. Jede dieser Angaben liefert eine Bestätigung für die beiden anderen, für welche ich noch weiteren Nachweis beibringen werde, und sie scheinen unsere Annahme zu rechtfertigen, dass eine gesunde Frau, welche während ihrer Fruchtbarkeitsperiode in der Ehe unter den für die natürliche Zeugung günstigsten Verhältnissen lebt, eine Nachkommenschaft von 10 Kindern haben sollte, oder dass Frauen, die unter solchen Verhältnissen weniger als 10 zur Welt bringen, relativ steril sind, und dass die Sterilität im umgekehrten Verhältnisse zur Anzahl der Kinder steht.

Einen anderen Beweis für dieselbe Schlussfolgerung erhält man bei Vergleichung der aus den Registern der Städte Edinburgh und Glasgow stammenden Angaben. Ich fand,*) dass fruchtbare Frauen. die in verschiedenem Alter geheirathet hatten, nach Verlauf von 15 Jahren bis zur Geburt des letzten Kindes 7—8 Kinder zur Welt brachten. Fünfzehn Jahre ist schon ein reichlich bemessener Zeitraum für den durchschnittlichen Bestand der Fruchtbarkeit. Nun können wir demnach, da eine Anzahl von Frauen sich erst einige Jahre nach der besten Periode für die beginnende Fruchtbarkeit verheirathet, bei Anrechnung dieser verlorenen Zeit die Anzahl der Kinder von 7—8 auf 10 erhöhen.

Da nun aber auch einzelne Frauen mehr als 10 Kinder zur Welt bringen, so ist es wünschenswerth, auch diesem

---

*) Vgl. Duncan, „Fecundity". 2. Aufl. p. 125.

Umstande eine spezielle Würdigung zu Theil werden zu lassen. Eine solche Nachkommenschaft kann im Allgemeinen als abnorm oder übermässig gross bezeichnet werden. Für manche einzelne Frauen ist selbst eine Nachkommenschaft von weniger als 10 Kindern schon excessiv. Wir haben in der That auch von dem gelegentlich bedauerlichen Charakter der sog. „Ein-Kind-Fruchtbarkeit" gesprochen. Aus sehr vielen Umständen aber erhellt offenbar, dass eine Nachkommenschaft, wo eine Durchschnittsfrau über 10 Kinder hat, als excessiv bezeichnet werden muss und dies in höherem Grade, desto mehr die Zahl zunimmt. Es mag nun paradox erscheinen, den Begriff excessive Nachkommenschaft mit Sterilität in ein Kapitel zu bringen, doch schon durch das nächste Kapitel wird der paradoxe Charakter einer solchen Behandlung unseres Themas verschwinden.

Die Geburt des ersten Kindes ist bekanntlich sehr gefährlich, ja oft verhängnissvoll für die Mutter: nachhertritt letztere in die gesundheitlich vortheilhafteste Fruchtbarkeitsperiode, die so lange andauert, als die Mutter einen natürlichen oder gewöhnlichen Grad von Fruchtbarkeit hat. Die mit der ersten Niederkunft verknüpfte Gefahr ist für eine fruchtbare Frau unvermeidlich, während die mit mehrfachen Geburten verbundene spezielle Gefahr nur dann eintritt, wenn die Nachkommenschaft eine excessive ist. Und grade diese Gefahr giebt das beste Kennzeichen (neben mehreren anderen) für das Uebermass der Fruchtbarkeit. Gleichzeitig hat man sich zu vergegenwärtigen, dass diese Gefahr, wie wir dargethan haben, mit den höheren Lebensjahren steigt; doch ist vorgeschrittenes Alter der Mutter ein wesentlicher Factor bei der Frage über allzureichliche Nachkommenschaft. Hier folgt eine Tabelle aus meinem Werk über „Fruchtbarkeit" etc., deren Zusammenstellung dort begründet ist. Dieselbe zeigt nicht die thatsächlichen Sterblichkeitsverhältnisse an, sondern nur solche, die mit einander verglichen werden können, um die Gefahr ausfindig zu machen, welche mit der grösseren oder geringeren Zahl von Wochenbetten verbunden ist.

Tafel VIII

zeigt einen vergleichenden Prozentsatz der Todesfälle bei steigender Zahl der Geburten.

Zahl der Schwangerschaften.	Zahl der Mütter.	Zahl der Todten.	Prozentsatz.	1 :
1	3722	254	6,82	15
2	2893	60	2,07	48
3	2534	64	2,52	39
4	1982	39	1,97	51
5	1543	31	2,01	49
6	1221	28	2,29	43
7	848	16	1,88	53
8	641	15	2,34	42
9	425	13	3,06	32
10	222	9	4,05	24
11	152	5	3,28	30
12	61	1	1,64	61
13	34	4	11,77	8
14	11	—	—	—
15	6	1	16,66	6

Später werde ich einen neuen und anderen Beweis betreffs der allzugrossen Fruchtbarkeit, wenn diese sich über 10 Kinder erhebt, liefern. Dieser Beweis gründet sich nicht auf die Gefahr für die Mütter allein, sondern auf die Natur der Sprösslinge, d. h. auf das Vorkommen von Zwillingen, von schwächlichen oder missgestalteten Kindern und von Idioten.

Theorie und Ursachen.

Wenn wir auf die Theorie eingehen oder den Ursachen der Sterilität bei Frauen nachforschen, so ist es vortheilhaft, sich der entsprechenden Verhältnisse bei den Pflanzen und Thieren zu erinnern. Es ist eine bekannte Thatsache, dass bei allen lebenden Organismen eine grössere oder geringere Aehnlichkeit der Sexualorgane und der Vorrichtungen besteht, und dass eine Funktionsstörung in einer Abtheilung Licht auf die entsprechende Störung in einer anderen wirft. Gerade über diesen Gegenstand habe ich nun vielerlei, wenn auch nur gelegentliche Beobachtungen gemacht. Ich hatte häufig die günstige Gelegenheit, mit Gärtnern und Thierzüchtern — Leuten, die sich bisweilen durch hohe Intelligenz und scharfe Beobachtungsgabe auszeichnen — mich über diesen Gegenstand zu unterhalten. Doch die reichste Schatzkammer von Thatsachen und Aufklärungen bietet Darwin's „Variation of Animals and Plants under Domestication", auf welche ich mich hier stütze. Pflanzen und einzelne Thiere pflanzen sich auf andere Weise fort, als durch geschlechtliche Zeugung, doch nur die Sterilität, welche durch Störung des regelmässigen Verlaufes und als Folge geschlechtlicher Vereinigung hervorgerufen ist, hat eine directe oder nahezu directe Beziehung zu vorliegender Frage. Die Sterilität der Bastardpflanzen, welche wegen der Theorie, die er festhält, natürlicher Weise sein Hauptstudium bildet, ist verhältnissmässig von geringem Interesse, so dass wir uns in der Folge gar nicht darauf beziehen werden, doch finden viele Grundsätze der Sterilität in der speziellen Sterilität der Bastarde eine gewichtige Stütze.

Im Allgemeinen betrachtet, können wir für unsere Untersuchung uns grosse Resultate versprechen, wenn wir auf das hauptsächliche Vorwiegen und den Haupteinfluss constitutioneller Verhältnisse als Ursachen der Sterilität hinweisen, wie z. B. Kälte und Hitze, Ueberfütterung, ungenügende Fütterung, zu niedriges und zu hohes Alter, Verschlechterung des Allgemeinbefindens, Einsperrung und Zähmung.

Bei Pflanzen genügen oft blosse äussere (lokale) Verhältnisse, um die Sterilität zu erklären; ja sie verursachen dieselbe sogar wie z. B. Verkümmerung von Staubbeutel, übergrosse Blüthen, gefüllte Blüthen, taube Früchte.

Die lokalen Verhältnisse sind das Resultat der allgemeinen oder constitutionellen Verhältnisse der Individuen, bei denen sie vorkommen, und sie gehören eher zu den Resultaten der Sterilität oder zu den Resultaten der die Sterilität hervorbringenden Verhältnisse, als zu den Ursachen der Sterilität. Sie finden ihre Analoga in solchen Aborten, todtem Foetus, krankhafter Nachkommenschaft, oder auch in missgestalteten Thierprodukten, welche oft als Resultate der sogenannten sterilen Diathese angesehen werden. Die Ursachen der Sterilität sind die Ursachen dieser Unvollkommenheiten, und aus diesem Grunde bezieht man sie auf die sterile Tendenz. Sie tragen in der That zur Erklärung der Sterilität bei. Gehen wir einmal zur Befestigung unserer Ansicht auf das Bastardthum ein, so ersehen wir aus einer Beobachtung von Gärtner, dass das Bastardthum auch bei Pflanzen (sonst eine wichtige Ursache zur Sterilität) eine starke Tendenz zu gefüllten Blüthen hervorbringt.

Im Pflanzenreiche kann jene Quelle der Sterilität beobachtet werden, welche ohne Zweifel nahezu als einewirkliche Verschlechterung des Gesundheitszustandes angesehen werden kann. Wird nämlich eine Pflanze, die über und über mit Blüthen bedeckt ist, von einem Platze weggebracht, wo

die Fruchtbarkeit zum höchsten Grade gesteigert worden war,
und in ein Wohnzimmer gebracht, woselbst sie zur Schmückung
desselben, bis ihre Pracht vorüber ist, verbleibt, so wird
dieselbe in ihrer Constitution und Kraftfülle so geschädigt,
dass sie für die nächstfolgende oder selbst für mehrere Saisons
steril oder nahezu steril ist. Ihre frühere Fruchtbarkeit wird
vielleicht niemals oder erst nach Verlauf mehrerer Jahre
unter der verständigen Sorgfalt eines geschickten Gärtners
wiederhergestellt werden. Ebenso zeigen die rothen Geranien,
welche von ihrem gesunden Standorte in voller Blüthe zum
Schmuck in die Wohnungen dicht bevölkerter Städte gebracht
werden, trotz sorgfältigster Pflege bald den schädlichen
Einfluss ihrer neuen Umgebung. Die Blüthen verringern
sich oder fehlen ganz und gar, die schönen Blätterkronen
verlieren sich mehr und mehr, die Blätter fallen ab,
und ihre ganze Existenz ist nichts als ein blosses Siech-
thum. Auch die Rosengärten, die noch kürzlich in den Vorstädten
dicht bei London gelegen waren, zeigen, je mehr sie von der
sich vergrössernden Stadt umgeben werden und je mehr die
Zahl der Neubauten zunimmt, eine Abnahme in der Vermehrung der Rosen, der Garten erweist sich alsbald als
nutzlos. Einige unserer schönsten Waldbäume, wie z. B. die
Platanen, welche auf unseren Squares schön wachsen, bringen
eine überreichliche Menge von Holz und eine zur Zierde der
Plätze wohl genügende Laubmenge hervor, aber wir finden keinen
Blätterreichthum und oft auch keinen Samen. In gewissen
Fällen macht eine Ausnahme die Regel noch deutlicher, so
hat z. B. neulich ein Kirschbaum mitten in der city von
London Blüthen und Früchte getragen, die in Bezug auf
Schönheit, Grösse und Geschmack sich als reif erwiesen.

Praktische Gärtner behaupten, dass durch allzureichliche
Düngung, die sie Ueberfütterung nennen, eine sexuelle
Schädigung entstehe. Dieselbe erzeugt meistentheils ein

üppiges Wachsthum der Gewebe, wenn dies durch verständiges Verschneiden in Schranken gehalten wird, so wird hierdurch eine reichliche ja sogar excessive Ernte an Blumen und später Früchten herausgetrieben. In der Sprache von Spencer wird durch Ueberfütterung ein Excess von Absonderung in Individuen erzeugt, deren Einschränkung eine excessive Zeugung zur Folge hat. Die natürliche Tendenz der Ueberfütterung der Pflanzen geht dahin, einen gewissen Grad der relativen Sterilität zu erzeugen. Dies kann sich durch die geringe Anzahl der Blüthen, oder durch die Produktion jener doppelten oder missgestalteten oder unzeitigen Blüthen kund geben, die gerade so viel bewundert werden. Das entgegengesetzte Resultat ergiebt eine zweckmässige und ausreichende Düngung; in diesem Falle zeigt sich bei reifen Pflanzen kein grosses Wachsthum der Gewebe, sondern vielmehr eine Produktion von Früchten. So sehen wir, dass bisweilen eine Pflanze ohne andere nachweisbare Ursache, als zu geringe Düngung, eine kolossale Produktion hat, und man sagt von ihr, sie schiesst in Samen; wovon dies auch entstehen mag, es schädigt dies in rückwirkender Weise die Pflanze, welche in Folge dessen brandig wird und oft abstirbt. Hier scheint die excessive Produktion die Stelle der Sterilität einzunehmen. Eine fernere interessante Illustration der Wirkung der übermässigen, der ausreichenden oder unzureichenden Düngung eines Weinstockes führen wir hier noch an, was deshalb wichtig ist, weil es eine besondere, lokale Beschaffenheit oder Krankheit anzeigt, welches sich offenbar als secundäre Ursache der Unfruchtbarkeit der überdüngten Pflanzen erweist. Auf diese Weise erhalten wir eine Spur, die mit Vortheil an anderen Beispielen der Sterilität verfolgt werden kann.

Kürzlich schrieb nämlich Mr. Thomson, der wohlbekannte Weinbauer: „In meiner Praxis ereignete sich ein Umstand, den ich noch nirgends beschrieben gefunden habe. Eine Weinrebe, genannt das Alnwick-Pflänzchen, hört, wenn sie in fettem Boden gross geworden ist, auf, Früchte zu tragen, selbst wenn sie sorgsam gepflegt wird. Dieses Ausbleiben der Früchte hat seinen Grund in der Exsudation eines Safttropfens aus dem weiblichen Organ, welcher den Pollen befruchtet, jedoch nicht durch den Stempel herabsteigt und darum die Eier auch nicht befruchtet. Ist die Weinrebe in sterilem Boden gross geworden, so erscheint der Safttropfen nicht, und es findet Befruchtung statt, der Same wird vollständig zur Reife gebracht, aber die Pulpe (Fleisch), um derentwillen die Traube gewachsen ist, fehlt grösstentheils. Ich kenne", fügt er hinzu, „keine andere Traube, die auf solche Weise afficirt würde oder denselben Einflüssen unterworfen wäre."

Obwohl keine Zusammenstellung der Sterilität der Pflanzen je nach dem Alter existirt, so wird doch dem Alter ein gewisser Einfluss zuerkannt. Ein junger Obstbaum trägt keine oder nur sehr wenige und noch nicht ganz gereifte Früchte, ja ein verständiger Gärtner lässt ihn überhaupt nicht gern tragen, von dem Glauben ausgehend, dass durch das Früchte tragen dem Wachsthum geschadet und die spätere reichliche Fruchtbarkeit verzögert wird. Der Einfluss des höheren Alters und Verfalls bei fruchttragenden Bäumen ist wohlbekannt, er documentirt sich durch eine geringe Anzahl und durch schlecht entwickelte Früchte.

„Alle wissen," sagt Spencer, „dass ein Birnbaum an Grösse beständig Jahrelang zunimmt, bevor er zu tragen beginnt, und dass er zuerst nur wenig, später erst reichliche Früchte trägt. Ein junger Maulbeerbaum, der Saison für Saison üppig Aeste und Zweige treibt, anfangs nur mit Blättern bedeckt ist, zeigt erst später einzelne Blüthen und setzt einzelne kleine unvollkommene Beeren an, welche er, während sie noch grün sind, wieder abwirft; diese unnöthigen

Prozeduren geschehen eine Zeit lang so fort. bis er dazu gelangt, Samen zur Reife zu bringen. Doch zeigen uns diese vielaxigen Pflanzen oder diese Aggregate von Einzelwesen, von denen Einzelne beständig wachsen, während andere stillstehen und in Samenträger umgebildet werden, eine weniger bestimmte Beziehung, als gewisse Pflanzen, die substantiell, wenn nicht gar buchstäblich einaxig sind. Zu ihnen gehört beispielsweise der Cocusnussbaum. Einige Jahre lang schiesst er in die Höhe, ohne irgend ein Zeichen zu geben, dass er fruchtbar wird. gegen das sechste Jahr bekommt er Blüthen, welch letztere ohne Fruchtansatz verwelken. Im siebenten Jahre gehen aus den Blüthen einige wenige Nüsse hervor, welche unreif bleiben und abfallen, im achten Jahre gelangt eine mässige Anzahl Nüsse zur Reife, im darauffolgenden Jahre eine grössere Zahl und erst im zehnten Jahre wird der Baum volltragend. Von der Zeit der ersten Blüthe an beginnt sein Wachsthum gleichzeitig sich zu vermindern und vermindert sich nunmehr bis zum zehnten Jahr, wo es ganz aufhört."

Der schädliche Einflus der Inzucht ist ein zu extensives Thema, um irgendwie ausführlich darauf einzugehen. Diese Erscheinung wird bei Pflanzen am vortheilhaftesten durch Kreuzung verschiedener Arten unterstützt, doch bedarf sie keiner Bestätigung, da es Pflanzen giebt, die an und für sich impotent sind, Pflanzen, die vollkommener durch eine nah verwandte Species fruchtbar gemacht werden, als durch den Pollen ihrer eignen. Ferner giebt es die wunderbaren Erscheinungen des Dimorphismus mit Sterilität, hervorgegangen aus der Vereinigung von einigen Pflanzen nicht nur derselben Species, sondern auch derselben Form. Aus den Werken über Gartenkunst geht deutlich hervor, dass Inzucht von Pflanzen zur Hinfälligkeit, Missgestaltung und Sterilität führt.

Der Einfluss von Hitze und Kälte wird bei den Pflanzen am besten dadurch illustrirt, dass die Species der Hochalpen in den niedrig gelegenen Gärten weder Blüthen noch Früchte hervorbringen; das Gleiche ist der Fall bei den Pflanzen der Ebene, sobald sie ins Hochgebirge gebracht werden. Bei einem Spaziergang in den Hochlanden sieht man die Fichten an den Abhängen schön gedeihen und reichlich mit Zapfen bedeckt, während in grösserer Höhe die Stämme im Wachsthum verkrüppeln und Zapfen gänzlich fehlen.

Die dem Abortus ähnliche Sterilität der Pflanzen wird charakterisirt durch das Tragen von gefüllten Blüthen, von Blüthen, deren Samen nicht zur Reife gelangt oder deren Samen zwar scheinbar vollkommen ausgebildet, doch aber zum Keimen und Wachsthum unfähig ist. Bei einzelnen Früchten ohne jeden oder mit wenig oder unvollkommenem Samen oder mit nur einem Samenkorn, haben wir ebenfalls Abortus und gleichzeitig eine schöne Illustration des hier lokal zur Wirkung kommenden Gegensatzes zwischen dem, was Darwin unter Individuation und Genesis versteht. Die ganze Pflanze kann, wie z. B. die Weinrebe oder der Birnbaum scheinbar ganz gesund sein und nur ihre Früchte sind nicht normal. Das Gewebe der Fruchtkapsel ist enorm entwickelt, während der Same fehlt oder auf eine geringe Menge reducirt ist. Die übermässig süsse Birne und allzu saftige Traube stellen eine hypertrophische Masse oder eine myxomatöse Degeneration dar, während der Same der Sitz einer ausserordentlichen Hypoplasie ist. Gärtner schreiben im Allgemeinen diese Resultate der Ueberdüngung und Ueberreizung durch Mist und Hitze zu, aber Darwin ist hierin vorsichtiger und giebt in den meisten Fällen keine genauere Analyse der Ursachen, als die, welche in dem Ausdruck „abnorme Lebensbedingungen" enthalten ist. Keiner war, nach Lindley und Darwin, im Stande, durch Verbesserung der vollkommenen Gesundheit einer Pflanze gefüllte Blüthen hervorzubringen.

Bevor wir die Physiologie der Pflanze verlassen, möchte
ich das häufige Vorkommen von Samen erwähnen, der, obschon
scheinbar ausgebildet, nicht keimen will. Derselbe kann von
den Körnern gleicher Species nicht auf andere Weise unterschieden werden, als durch seine Unfähigkeit, sich zu ent-
wickeln. Eine solche Unfähigkeit wird oft unter ganz ähnlichen Umständen bei den Eiern der Henne und anderer
Vögel beobachtet, sie können nicht ausgebrütet werden,
obwohl keinerlei Unvollkommenheit in ihnen zu entdecken
ist. Dass es solche Eier bei anderen Thieren und bei Frauen
giebt, ist in hohem Grade wahrscheinlich, doch ist bei diesen
die Vollkommenheit des Beweises nicht zu erreichen.

Ueber die **Sterilität der Thiere** sind unsere Kenntnisse
nur sehr gering; es ist auch leicht verständlich, dass zuverlässige Beobachtungen an diesen, besonders im Naturzustande,
nur mit grosser Schwierigkeit gemacht werden können. Eine
Anzahl Autoren und neuerdings Darwin und seine Anhänger
wandten besonders der Sterilität der Bastardthiere ihre Aufmerksamkeit zu, und die diesbezüglichen Untersuchungen, die
hauptsächlich an Hausthieren und eingesperrten wilden Thieren
angestellt wurden, sind äusserst werthvoll. Dagegen sind
über die Sterilität der gewöhnlichen Hausthiere wenig Nach-
forschungen gemacht worden. Die gelegentlich an Heerden
schöner Färsen und Kühe, sowie an Stuten gemachten Beobachtungen haben hier und da Sterilität nachgewiesen, doch
fehlen mir hinsichtlich der Häufigkeit letzterer nähere Angaben, und schliesslich eignen sich die Hausthiere auch deshalb
schlecht zu genaueren Studien, weil erstere, sobald sie auch
nur eine Saison steril bleiben, von dem enttäuschten Besitzer
sofort für den Schlächter gemästet werden.

Unter den Viehzüchtern herrscht der allgemeine bis in
die älteste Zeit zurückreichende Glaube, dass ein Weibchen,
welches in allzu früher Jugend tragend gemacht wird, in

seinem weiteren Wachsthum hierdurch dauernd beeinträchtigt wird, und dass auch das Junge wahrscheinlich sich nicht als von bester Qualität erweist. Solches zeigt sich am deutlichsten bei unserem Haushuhn und der Truthenne. Die Jungen von nur einjährigen Hennen und Truthennen gehören nicht zu den besten ihrer Art und sind auch besonders schwer aufzuziehen. Vogelliebhaber nehmen zu ihren Zuchtversuchen zweijährige Weibchen und dreijährige Männchen. Das Vorkommen der Sterilität in frühen oder späteren Lebensjahren kann in den verschiedenen Abstufungen der mehrgebärenden Säugethiere deutlich erkannt werden, so z. B. am Hunde, am Schwein und an den Vögeln, deren Brut und deren jährliche Produktion von Eiern durch Zahlen festgestellt werden kann. Hierüber wollen wir ausführlich bei Betrachtung der Pluriparität der Frauen sprechen.

Ueberfütterung oder Fettproduktion beim Weibchen schadet bekanntlich der Fruchtbarkeit und beweist wiederum den Gegensatz zwischen „Individuation und Genesis." So hört bei sehr starker Fütterung und Mästung von Puten und gewöhnlichem Federvieh die Henne mit der Produktion von Eiern meist vollständig auf. Letztere werden aber auch nicht nur in geringerer Anzahl, sondern auch kleiner producirt, wenn man die Vögel hungern lässt. Werden nun diese Vögel sehr ausgiebig gefüttert, so zeigen sie bisweilen eine übermässige Produktionsfähigkeit und legen 2 Eier täglich. Dieses Zeichen von excessiver Fruchtbarkeit wird aber, wie mir ein verständiger Hühnerzüchter mittheilte, nicht gern gesehen und für schädlich gehalten, da gewöhnlich die Hühner, wenn sie eine Saison hindurch so reichlich Eier gelegt haben, in der darauf folgenden erst später mit dem Eierlegen beginnen. Aus diesem Grunde tragen die Züchter von Hausthieren stets Sorge, dass die Weibchen nicht überfüttert werden.

Rücksichtlich der Fütterung werden zwischen der relativen
Sterilität wilder Thiere und der entsprechenden Fruchtbarkeit
gezähmter oder in Gefangenschaft befindlicher Thiere derselben Species Vergleiche angestellt, die jedoch deshalb kein
ganz befriedigendes Resultat ergeben, weil sich hierbei der
Einfluss des Futters, der Zähmung und des Einsperrens mit
einander vermischen; ferner wird bei Vergleichung der Thiere,
die auf fetter oder magerer Weide gefüttert worden sind,
der Umstand nicht gehörig gewürdigt, ob die verglichenen
Thiere derselben Rasse und demselben Alter angehören.
Diese eben entwickelten Betrachtungen vorausschickend, citire
ich aus Spencers interessanter Schrift über Ernährung und
Entstehung folgende Stelle: „Einen klaren Beweis, dass
reichliche Nahrung die Nachkommenschaft vermehrt, (und
vice versa) finden wir bei den Säugethieren; wir dürfen nur
den Wurf des Hundes mit dem des Wolfes und des Fuchses
vergleichen. Während wir bei ersterem zwischen 6 bis 14
Junge antreffen. weisen letztere 5, 6 oder hie und da 7,
beziehungsweise 4. 5 oder selten 6 auf. Die wilde Katze hat
4 oder 5 Junge, die zahme hingegen 5 oder 6 zweimal oder
dreimal im Jahre. So ist es auch mit den Wieselarten; das
Hermelin hat 5 Junge einmal im Jahre, das Frettchen wirft
zweimal im Jahre, und jedesmal zwischen 6 und 9
Junge, obwohl es das grössere von beiden ist. Den
schlagendsten Gegensatz sehen wir an den verschiedenen
Arten der zahmen und wilden Schweine. Während letztere
je nach ihrem Alter, jährlich einmal 4—8—10 Junge zur
Welt bringen. werfen erstere häufig 17 in einem Wurf, oder
sie pflegen innerhalb 2 Jahren 5 Würfe von je 10 Ferkel zu
haben, ein Grad von Produktionsfähigkeit, der von keinem
Thiere, das ebenso gross ist, erreicht wird. Hierbei ist noch
zu konstatiren, dass diese übermässige Fruchtbarkeit sich bei
Thieren zeigt, die ganz unthätig sind, die reichliches Futter

bekommen und keinerlei Arbeit zu verrichten haben. Ebenso deutlich kann man sehen, dass unter den gezähmten Säugethieren selbst die gutgefütterten fruchtbarer sind, als die schlecht gefütterten. Auf den hochgelegenen und ziemlich unfruchtbaren Cotswolds kommen bei Schafen ungewöhnlich selten Zwillinge vor, während man letztere ziemlich häufig in dem benachbarten fruchtbaren Thale von Severn antrifft. Aehnlich verhält es sich in den unfruchtbaren Gebirgen des westlichen Schottlands; daselbst stellt sich das Verhältniss der Zwillingsgeburten ungefähr wie 1:20, in England hingegen 1 3. Ja, auf fetten Weiden sind Zwillingsgeburten häufiger als Einzelgeburten, so dass bisweilen nach einem schönen und grasreichen Herbst eine Schafheerde im nächsten Frühjahre die doppelte Zahl Lämmer aufweist, während ebenso viel Drillingsgeburten wie Einzelgeburten vorkommen. Dieses Verhältniss ist ein so direktes, dass mir ein Farmer versicherte, dass er im Stande sei, schon im Herbste aus der besseren. mittleren oder schlechteren Qualität des Schafes vorherzusagen, ob dasselbe nächstes Frühjahr zwei, ein oder gar kein Junges haben wird.

Ein interessantes Kapitel der Lehre von der Sterilität der Thiere bilden ferner die Resultate, die man durch Einsperren derselben erzielt, die besonders bei den sog. edlen Thieren zu Tage treten. Diejenigen, welche steril sind, zeigen grosse Verschiedenheiten. Die einen verschmähen die Cohabitation oder haben ihren Geschlechtstrieb verloren, andere wieder zeigen vermehrte Geschlechtslust und cohabitiren viel oder übermässig viel, aber ohne dass eine Befruchtung erfolgt, oder wenn diese eintritt, so hat sie doch nur selten Erfolg. Andere wiederum, die wirklich befruchtet wurden, abortiren jedesmal, oder ihre Jungen kommen entweder todt oder schwächlich und missgestaltet zur Welt. So weist beispielsweise Storthouse nach, dass die jungen Löwen in den zoologischen Gärten mit gespaltenem Gaumen geboren werden.

An eingesperrten Vögeln lässt es sich leicht nachweisen, wie sich sexuelle Gewohnheiten und Sterilität ändern. Bisweilen legen sie gar keine oder nur sehr wenige Eier, oder sie vernachlässigen dieselben oder letztere können trotz regelrechter Fürsorge nicht ausgebrütet werden. Letztere Art der Sterilität, die abortive Sterilität, welche ihre Ursache in der Unvollkommenheit der Eier hat und als ein Resultat des Einsperrens zu betrachten ist, wurde in Frankreich durch Versuche an dem Haushuhn bewiesen. Wurde den Hühnern grosse Freiheit gestattet, so blieben nur $20^0/_0$ der Eier unausgebrütet, bei weniger Freiheit $40^0/_0$ und sobald sie vollständig eingesperrt wurden, $60^0/_0$.

Der Einfluss ungünstiger Temperaturverhältnisse auf die Sterilität der Thiere ist zweifellos ein sehr grosser. So erwähnt Darwin, dass Miller, ein früherer Direktor des zoologischen Gartens, der Ansicht war, dass die Sterilität der dortigen Carnivoren zunahm, wenn dieselben lange der Luft und Kälte ausgesetzt wurden. Auch Kühe hören im Winter, sobald sie nicht hinlänglich geschützt stehen, entweder auf, überhaupt Milch zu geben, oder sie liefern dieselbe in geringer Menge, „obschon Milch geben", wie Spencer sagt, „noch nicht dasselbe ist, wie ein Junges gebären, immerhin ist aber Milch ein Theil des Materials, mit welchem ein Junges aufgebaut wird, sie ist ein Theil der Auslage für reproductive Zwecke, und ihre Verminderung bedeutet einen Verlust der reproductiven Kraft." Verfehlt man also, die Kuh warm zu halten, so kann man in Folge der ungenügenden Menge von Milch den Tod des Kalbes herbeiführen. Nach Darwin schiebt beschwerliches Leben den Zeitpunkt, an dem Thiere concipiren, länger hinaus, und man hält es im nördlichen

Hochlande von Schottland für nachtheilig, vor dem vierten Jahre die Cohabitation bei Kühen zu gestatten.

In den heissen Thälern der am Aequator gelegenen Cordilleren sind die Schafe nach Roulin wenig fruchtbar.

Das gewöhnliche Huhn pflegt auf Grönland oder in Nord-Sibirien keine Jungen auszubrüten. „In dieser Gegend", sagt Spencer, „wird es zwar durch die kalten Monate gemästet, aber nichtsdestoweniger hört es in Mitte des Winters gänzlich auf Eier zu legen oder legt sehr wenig, und letzteres auch nur unter der Bedingung, dass Hitze und Futter gut unterhalten wird. Auch bei uns legen Hennen bei kaltem Wetter nur, wenn sie warm gehalten werden. Hierzu kommt die verwandte Thatsache, dass Tauben, sobald ihnen künstliche Wärme bereitet wird, nicht nur länger in den Herbst hinein brüten, sondern auch damit im Frühjahr früher beginnen, als es sonst der Fall sein würde."

Betreffs der Inzucht von Thieren existiren eine grosse Menge von Meinungen und Thatsachen, welche darthun, dass dadurch Missbildungen und Sterilität, welche etwas Verwandtes darstellen, hervorgerufen werden. „Wenn wir", sagt Darwin, „Bruder und Schwester einer reinen Rasse, die irgendwie zur Sterilität neigt, paaren würden, so würde die Rasse sicherlich in wenigen Generationen zu Grunde gegangen sein." An anderer Stelle zeigt er, dass lange fortgesetzte Inzucht zwischen den nächsten Verwandten die kräftige Constitution, die Grösse und Fruchtbarkeit der Nachkommen vermindert und hier und da zu Missbildungen, jedoch nicht nothwendiger Weise zu allgemeiner Verschlechterung der Form oder Struktur führt.

Dieser Mangel an Fruchtbarkeit zeigt, dass die schlechten Resultate von Inzucht unabhängig sind von der Vermehrung der krankhaften Tendenzen, die beiden Eltern gemeinschaftlich sind, obschon diese Vermehrung zweifellos oft sehr schädlich ist. Unser Glaube, dass sich von allzunaher Inzucht schlimme Folgen ergeben, beruht auf Erfahrung praktischer Thierzüchter, besonders solcher, welche viele Thierarten, die rasch vermehrt werden können, beobachtet haben, und wird auch durch mehrere sorgfältig ausgeführte Experimente unterstützt. Wohl kann man mit einzelnen Thieren längere Zeit nahe Inzucht unter Verwandten vornehmen, doch hat man hierzu die kräftigsten und gesundesten Exemplare auszusuchen und bei alledem wird früher oder später sich eine Verschlechterung der Rasse zeigen. Dieselbe tritt so langsam und allmälig auf, dass sie leicht der Beobachtung entgeht und erst an der sofortigen Verbesserung der Constitution, der Kraftfülle und wiedergewonnenen Fruchtbarkeit erkannt wird, sobald Thiere, die längere Zeit durch Inzucht gewonnen wurden, mit einer anderen Familie gekreuzt werden."

Bezüglich der höchst merkwürdigen Sterilität bei geschlechtlichem Verkehr ganz spezieller Individuen unter einander, sagt Darwin: „Es ist eine keineswegs seltene Erscheinung, dass gewisse Männchen und Weibchen nicht mit einander sich zur Zeugung vereinigen wollen, obschon sonst beide mit anderen Männchen und Weibchen als vollkommen fruchtbar bekannt sind und kein Grund zu der Annahme vorliegt, dass diese Erscheinung durch irgend eine Veränderung in den Lebensgewohnheiten dieser Thiere verursacht ist. Die Ursache liegt wahrscheinlich in einer angeborenen sexuellen Unvereinbarkeit des zusammengebrachten Paares. Hierüber stehen mir eine grosse Anzahl Mittheilungen bekannte grorsser Thierzüchter, wie z. B. von Mr. W. C. Spooner, wohlbekannt wegen seiner Schrift über Kreuzung, Eyton, Wicksted, und besonders Mr. Waring in Bezug auf Pferde, Rinder, Schweine, Jagdhunde, andere Hunde und Tauben zu Gebote. So gelang es in diesen Fällen nicht, Weibchen, die vorher oder später sich als fruchtbar erwiesen

hatten, mit gewissen Männchen, mit denen eine Fortpflanzung
ganz besonders gewünscht wurde, mit Erfolg zu paaren.
Wohl kann die Constitution des Weibchens sich bisweilen
geändert haben, bevor es zum zweiten Männchen gebracht
wurde, aber in anderen Fällen ist eine derartige Annahme
kaum stichhaltig, dass ein als fruchtbar bekanntes Weibchen
7 oder 8 Mal sich mit demselben Männchen ohne Erfolg
gepaart hätte, das sich sonst fruchtbar gezeigt habe. Die
Thatsache, dass Wagenstuten bisweilen mit Vollbluthengsten
nicht zeugen wollen, obwohl dies nachher mit Zughengsten
geschah, erklärt Spooner durch die geringere sexuelle Kraft
der Rassepferde. Durch Mr. Warings Vermittlung erfuhr
ich von dem berühmtesten heut lebenden Pferdezüchter, dass
gar nicht selten eine Stute, obwohl sie während einer oder
mehreren Decksaisons mit einem Hengst von anerkannter
Zeugungsfähigkeit zusammengebracht wurde, dennoch unfruchtbar blieb, während sie mit anderen Pferden nachher
gleich tragend wurde. Diese Thatsachen sind deshalb be-
herzigenswerth, weil sie zeigen, von welch geringen constitutionellen Verschiedenheiten oft die Fruchtbarkeit eines
Thieres abhängt.

Bevor wir das Kapitel über die Ursachen der Sterilität
bei Thieren verlassen, führe ich eine Stelle aus Darwins
Schriften über die Einflüsse, die der Verlust ihrer Freiheit
ausübt, an. „Vollgültige Beweise“, sagt er, „haben dargethan, dass Thiere unmittelbar nach dem Verlust ihrer
Freiheit ungemein leicht an ihrer Fortpflanzungsfähigkeit
Einbusse erleiden. Natürlich sind wir zuerst geneigt, dieses
Resultat einer gestörten Gesundheit oder wenigstens einer
Abnahme der Körperkraft zuzuschreiben, doch lässt sich
diese Anschauung schwer aufrecht erhalten, wenn wir berücksichtigen, von welch langer Lebensdauer und wie gesund und
kräftig einzelne Thiere auch in der Gefangenschaft sich er-

weisen. Dies zeigt sich z. B. bei den Papageien, bei den Elephanten, bei den Falken und Jagdleoparden, die zur Jagd abgerichtet sind. Die reproduktiven Organe (Zeugungsorgane) sind nicht krankhaft entartet, und die Krankheiten, an denen die Thiere in den Menagerien gewöhnlich zu Grunde gehen, betreffen in keiner Hinsicht ihre Fruchtbarkeit. Kein Hausthier erkrankt so leicht als das Schaf, und doch ist es in hohem Grade fruchtbar. Bisweilen schrieb man den Misserfolg bei der Züchtung eingesperrter Thiere ausschliesslich einer Abschwächung ihrer geschlechtlichen Instinkte zu. Dies kann ja gelegentlich in Frage kommen, doch liegt kein rationeller Grund vor, warum dieser Instinkt bei ganz zahmen Thieren einer solchen Beeinflussung ausgesetzt sein sollte, ausser etwa dadurch, dass die Zeugungsorgane selbst alterirt sind. Uebrigens giebt es eine grosse Menge verschiedener Thiere, die sich in der Gefangenschaft ohne Zwang paaren, doch niemals concipiren, oder, wenn sie concipiren und gebären, sicherlich eine geringere Anzahl Junge werfen als sonst bei der Species der Fall ist. Im Pflanzenreiche kann vom Instinkt natürlich keine Rede sein, doch werden wir sogleich sehen," sagt er, „dass auch Pflanzen, sobald sie aus ihren natürlichen Verhältnissen entfernt werden, fast in gleicher Weise wie die Thiere afficirt werden. Der Wechsel des Klimas kann den Verlust der Fruchtbarkeit nicht herbeiführen, da eine Anzahl Thiere, die aus ganz verschiedenen Klimaten nach Europa importirt wurden, ohne Weiteres sich fortpflanzten, während andere, die in ihrem Mutterlande in Gefangenschaft gehalten wurden, sich vollständig steril zeigten. —

Ein Wechsel des Futters kann deshalb nicht die Hauptursache sein, weil Strausse, Enten und viele andere Thiere, welche in dieser Hinsicht eine grosse Veränderung durchmachen müssen, ohne Weiteres zeugen. Die fleischfressenden

Vögel sind in der Gefangenschaft in hohem Grade steril, während die meisten fleischfressenden Säugethiere, mit Ausnahme der Plantigraden, ziemlich fruchtbar sind. Ebensowenig kann die Menge des Futters die Ursache sein, da wir kostbaren Thieren dasselbe sicherlich in ausreichender Menge verabreichen werden, und andererseits kein Grund zu der Annahme vorliegt, dass unseren werthvollen Hausthieren, welche doch ihre Fruchtbarkeit bewahrten, etwa weniger Futter zugemessen würde, als ihnen. Endlich können wir hinzufügen, dass analog dem Elephanten, dem Jagdleoparden, den verschiedenen Falken und einzelnen Thieren, die in nahezu vollständiger Freiheit in ihrem Heimathlande leben können, die einzige Ursache der Sterilität nicht in dem Mangel an Bewegung zu suchen ist. Es könnte den Anschein haben, dass irgend ein Wechsel in den Lebensgewohnheiten, von welcher Art dieselben auch sein mögen, wofern er nur erheblich genug ist, in einer unerklärlichen Weise die Zeugungskräfte afficirt. Das Resultat hängt mehr von der Constitution der Species als von der Natur des Wechsels ab, denn eine grosse Anzahl bestimmter Gruppen werden mehr als andere afficirt; allerdings kommen wieder Ausnahmen vor; so weigern sich einzelne der fruchtbarsten Gruppen sich zu paaren, während wiederum sich andere, zu den sterilsten Gruppen gehörige, sich ohne Zwang begatten. Jene Thiere, welche sich in der Gefangenschaft ohne Zwang zu paaren pflegen, thun dies, wie mir berichtet wird, in dem zoologischen Garten selten vor dem ersten oder zweiten Jahre ihrer Einfuhr. Sobald ein Thier, das in der Gefangenschaft steril zu sein pflegt, dahin kommt, Junge zu werfen, so erben letztere offenbar nicht diese Zeugungsfähigkeit der Eltern; denn wäre dies der Fall gewesen, so würden verschiedene Quadrupeden und Vögel, welche für die Ausstellung sehr werthvoll sind, sich mehr verbreitet haben. Dr. Broca versichert sogar, dass einzelne Thiere in dem jardin des plantes, nachdem sie 3 oder 4 Generationen nacheinander Junge gezeugt hatten, steril wurden; doch kann dies wohl von der Inzucht herrühren. Bemerkenswerth ist ferner, dass einige Säugethiere und Vögel in der Gefangenschaft Bastarde erzeugt haben und zwar in demselben oder in noch viel grösserem Maasse als sie ihr eigenes Geschlecht fortzupflanzen pflegen.

Ausser diesen bekannten Thatsachen erwähnen wir noch, dass es Pflanzen giebt, die, wenn sie künstlich gezogen werden, sich nicht mit ihrem eigenen Pollen, sondern nur mit dem einer bestimmten anderen Species befruchten lassen. Am Ende müssen wir zu der wenn auch begrenzten Schlussfolgerung gelangen, dass veränderte Lebensbedingungen eine speziell nachtheilige Einwirkung auf das Fortpflanzungssystem haben, dessen Organe theils vollkommen, theils in geringerem Grade unfähig werden, ihre Funktionen zu vollziehen.

Schliesslich hat Shorthouse auf den innigen Zusammenhang hingewiesen, der bei Stuten zwischen Sterilität, Abort und jener Art von excessiver Fruchtbarkeit, welche sich als Zwillingsgeburt bei diesen Thieren manifestirt, besteht. Ich führe hier die Beispiele an, welche er in der Sporting Times vom 12. Decbr. 1874 veröffentlicht, wozu noch als stärker beweisend sich das Factum gesellt, dass bei Stuten Zwillingsgeburten seltener auftreten, als bei Frauen und Kühen, da dieselben bei ersteren sich wie 1 : 400, bei letzteren beiden wie 1 : 80 verhalten.

Miserrima, unfruchtbar in den Jahren 1855, 1858, 1867, 1870, 1871, fohlte in den Jahren 1856, 1859 und 1863 und hatte todte Zwillinge 1860 und 1862.

Carricature, unfruchtbar in den Jahren 1852, 1854, 1855, 1861, 1867 und 1871, hatte Zwillinge in den Jahren 1856 und 1863; fohlte im Jahre 1866.

Legerdemain, unfruchtbar in den Jahren 1852, 1859, 1864 und 1866, fohlte im Jahre 1849 und hatte Zwillinge 1856, 1860 und 1862.

Crystal, unfruchtbar in den Jahren 1858, 1860 und 1865, hatte Zwillinge 1866.

Slander, unfruchtbar in den Jahren 1851, 1854, 1864, 1865 und 1866, hatte Zwillinge 1857.

Thimblerig, unfruchtbar mit 2 Pferden im Jahre 1867, hatte Zwillinge 1869.

Zoe, unfruchtbar in den Jahren 1865, 1866, 1867, 1868, 1869, 1870 und 1871, fohlte im Jahre 1860.

No. 1, unfruchtbar im Jahre 1865 und 1868, fohlte im Jahre 1867.

No. 5, unfruchtbar in den Jahren 1856, 1858, 1860, 1864 und 1866, fohlte in den Jahren 1862 und 1868.

No. 7, unfruchtbar in den Jahren 1857 und 1860, warf Zwillinge im Jahre 1858.

No. 8, unfruchtbar im Jahre 1867, hatte Zwillinge im Jahre 1861.

No. 9, unfruchtbar in den Jahren 1858, 1860, 1864 und 1867, hatte Zwillinge im Jahre 1868.

No. 10, unfruchtbar in den Jahren 1858, 1860 und 1864, hatte Zwillinge im Jahre 1861.

No. 11, unfruchtbar in den Jahren 1856, 1863 und 1864, fohlte in den Jahren 1859 und 1865.

Mir selbst sind keine erwähnenswerthen Beobachtungen über die spezielle Sterilität männlicher niederer Thiere bekannt; dieser Gegenstand verlangt also weitere Untersuchungen. Er ist nicht ganz neu, denn es gilt im Volke als bekannte Thatsache, dass gewisse Hengste oft sich zeugungsunfähig erweisen. Demgemäss bemühen sich die Pferdezüchter bei ihren Anpreisungen zu den sonstigen

Qualifikationen eines Pferdes hinzuzufügen, dass es ein „sicherer Decker" sei.

Bei den Frauen wechselt die Ziffer der Sterilität je nach ihrem Alter bei der Verheirathung, dies ergiebt sich aus der Tabelle, die ich nach Edinburgher und Glasgower Berichten aus dem Jahre 1855 zusammengestellt habe.

Tafel IX

zeigt die Verschiedenheit der Sterilität je nach dem Alter bei der Verheirathung.

Alter der Frauen bei d. Verheirath.	15-19	20-24	25-29	30-34	35-39	40-44	45-49	50 etc.	Sa.
Anzahl d. Frauen	700	1835	1120	402	205	110	46	29	4447
Erste Kinder	649	1905	809	251	96	10	2	—	3722
Sterile Frauen	51	—	311	151	109	100	44	29	725
Sterilität nach Prozenten	7,3	—	27,7	37,5	53,2	90,9	95,6	100	16,3
Sterilit. in dirckt. Verhältniss 1 :	13,72	—	3,6	2,66	1,88	1,10	1,05	1,00	6,13

Es ist ersichtlich, dass diese Tafel nur eine annähernd wahrheitsgetreue Uebersicht bietet, denn in ihrer 2. Reihe finden wir eine die Anzahl der Heirathen übersteigende Kinderzahl, was doch nicht stattgefunden haben kann. Diese Ungereimtheit lässt sich nicht nur leicht erklären, sondern musste auch nach der Art und Weise, wie die Tafel angefertigt wurde, erwartet werden. Die Zahl der Ehen bei verschiedenem Alter der Frauen in Edinburgh und Glasgow im Jahre 1855 ist mit der Zahl der lebenden Erstlingskinder verglichen, die von den Frauen in demselben Jahre geboren wurden, welche sich in gleichem Alter in diesem Jahre oder in dem vorangegangenen verheirathet hatten, und die Zahl der sterilen Frauen wird durch Subtraction der letzteren Ziffer von ersterer erhalten. Es werden hier die Erstgeburten eines Jahres mit den in demselben Jahre geschlossenen Ehen verglichen, während die

Kinder doch meist aus den Ehen des vorangegangenen Jahres
resultiren; hierdurch ist konsequenter Weise die Tafel ungenau. Als zweite Fehlerquelle ist zu erwähnen, dass
auch diese Tafel, wie die anderen desselben Ursprungs, unter
„erstgeborene Kinder" nur die lebend geborenen ersten Kinder
anführt, während die todtgeborenen nicht in Anrechnung
kommen.

Zweifellos ist der Schluss gerechtfertigt, dass das Alter
zur Zeit der Verheirathung auf die Sterilität von grossem
Einfluss ist. Es wird demnach eine Frau, die zur Zeit der
Hochzeit noch nicht 20 Jahre zählte, viel eher steril sein,
als die, welche zwischen dem 20. und 24. Jahre incl. die
Ehe einging; ferner ist die Sterilität bei Ehen, die vor dem
20. Jahre geschlossen wurden, weniger häufig, als bei Ehen,
die nach dem 24. Jahre eingegangen wurden. Von diesem
Zeitpunkt an nimmt die Häufigkeit der Sterilität mit dem
jeweiligen Alter bei der Verheirathung zu. Aehnliche Resultate ergiebt der von Snow veröffentlichte Bericht in den
„Statistics of Providence".

Die relative Sterilität der Frauen in verschiedenem Alter
zeigt sich zum Theil schon durch den verzögerten Eintritt
der Schwangerschaft oder durch das längere Intervall zwischen
Hochzeit und Schwangerschaft. Dies entspricht auch dem
Verhältniss der Sterilität zum Alter, wie es in obiger Tafel
mitgetheilt wurde.

Ich lasse hier eine andere Tafel von Edinburgh und
Glasgow folgen, in der die hierauf bezüglichen Thatsachen
zusammengestellt sind.

Wir sehen hieraus, dass diejenigen, welche vor dem
20. Jahre geheirathet haben, länger bis zur ersten Gravidität
warten mussten, als die, welche innerhalb des 20. und 24.
Jahres incl. sich verehelichten, welch letztere dagegen sehr
rasch und in sehr hohem Grade fruchtbar zu werden begannen.

Tafel X

zeigt die zum ersten Male sich kundgebende Fruchtbarkeit der Frauen verschiedenen Alters innerhalb der ersten beiden Jahre der Ehe.

Alter der Neu-vermählten.	Zahl der Neu-vermählten.	Zahl der Mütter, die 1855 und zwar innerhalb d. ersten beiden Jahre geboren haben.	Verhältniss der Letzteren zu den Ersteren ist 1 :	oder in Prozenten.
15—19	700	306	2,3	43,71
20—24	1835	1661	1,1	90,51
25—29	1120	849	1,3	75,80
30—34	402	253	1,5	62,93
35—39	205	84	2,4	40,97
40—44	110	17	6,4	15,45
45—49	46	2	23,0	4,35
50—54	20	—	—	—
55—59	6	—	—	—
60—64	2	—	—	—
65—69	1	—	—	—
Summa:	4447	3172	1,4	71,33

Ferner ersehen wir, dass jene, die nach dem 24. Jahre sich verheirathet hatten, später fruchtbar wurden, als ihre Vorgängerinnen, und, dass die Verzögerung mit je 5 Jahren über das 20.—24. Jahr hinaus stets zunimmt.

In Bezug auf die 5 Jahre, welche dem 20. vorangehen, vermag ich für jedes Jahr, je weiter es zurückliegt, eine zunehmende Verzögerung der Gravidität zu zeigen.

Hier, wo wir über den Einfluss des Alters sprechen, will ich eine Thatsache, die für den causalen Zusammenhang zwischen Heirath resp. Cohabitation und der Sterilität spricht, einschalten.

Obschon es auf den ersten Blick absurd scheinen mag, die Ehe unter die Ursachen der Sterilität zu rechnen, so scheint dennoch eine derartige Schlussfolgerung wenigstens bei sehr jugendlichem Alter unvermeidlich. Wenn nämlich Frauen, welche vor dem 20. Jahre sich verheiratheten,

Tafel XI

zeigt den Beginn der ersten Fruchtbarkeit, welcher vor dem 20. Lebensjahre innerhalb der ersten zwei Jahre der Ehe eintrat.

	16	17	18	19
Alter der jungverheiratheten Frauen:				
Zahl der jungverheiratheten Frauen:	43	108	225	314
Zahl der Frauen, welche innerhalb einer 2jährigen Ehe Mutter wurden:	4	27	98	177
Das Verhältniss der letzteren zu den ersteren ist 1	10,7	4,0	2,3	1,8
Das Verhältniss stellt sich nach Abrechnung der zu frühzeitigen Heirathen wie 1:	7,7	3,3	2,1	1,7
Oder in Prozenten ausgedrückt:	12,90	30,00	46,44	57,84.

häufiger steril sind als solche, die sich zwischen dem 20. und
24. Jahre verehelichten, und auch relativ sich steriler zeigen,
— insoweit dieses durch den verspäteten Eintritt der Fruchtbarkeit sich dokumentirt, — dann würden sie, wenn diese zu
frühzeitige Verheirathung, nämlich vor dem 20. Jahre, um
5 Jahre hinaus geschoben worden wäre, nicht nur in grösserer
Anzahl sondern auch in kürzerer Zeit sich fruchtbar gezeigt
haben. Da nun zwischen denen von 20—24 Jahren und
den jüngeren kein weiterer nachweisbarer Unterschied als
das Alter bei der Verheirathung besteht, so können wir mit
Recht schliessen, dass die zu frühe Heirath die Ursache für
die Sterilität abgiebt. In analoger Weise mag eine ver-
spätete Heirath auf ältere Personen ungünstig einwirken und
der zu späte Eintritt der Fruchtbarkeit mag darauf hindeuten.
Von ihnen aber können wir nicht sagen, wie von denen, die
in zu jungem Alter geheirathet haben, dass sie, wenn sie
die Verheirathung noch weiter hinausgeschoben hätten, eine
grössere Chance Mutter zu werden, gehabt hätten. Eine
weitere Beziehung auf diesen schädlichen Einfluss der Ehe
und ein weiterer Versuch zur Erklärung wird sich bei der
Besprechung über die Geschlechtslust ergeben.

Als Beweisgrund für den Einfluss des Alters der Mutter
möchte ich hier noch das Gewicht und die Länge der Kinder

anführen. Beides steigt mit dem Alter der Mutter, sie sind am höchsten, wenn die Mutter zwischen dem 20. und 29. Jahre incl. steht, und gehen dann wieder herab, so bald die Mutter das 29. Jahr überschritten hat. Diese Thatsache ist in ihren allzu feinen Abweichungen in Bezug auf Länge und Gewicht bis jetzt noch nicht ganz sicher erwiesen. Grosse Autoritäten haben ihre Wahrheit bestritten. So behauptet z. B. Hecker gestützt auf ein grosses Beweismaterial, dass die Maasse zu dem Alter der Mutter in direktem Verhältniss stehen.

Aristoteles hat diesen Gegenstand bereits gewürdigt, indem er sagt: „Frühzeitige Ehen erzeugen eine unvollkommene Nachkommenschaft, und zwar vorwiegend hinsichtlich der weiblichen Geburten, die dann schwach im Bau und von kurzer Statur sind. Dass dies auch beim Menschen der Fall ist, so gut wie bei anderen Thieren sieht man an den schwächlichen Bewohnern jener Gegenden, wo frühzeitige Ehen überhand nehmen." Die gesammten Umstände weisen indessen ganz deutlich auf ein Zusammentreffen von Sterilität, Missbildung, Kleinheit und Schwächlichkeit hin und in Anbetracht dessen halte ich auch ferner aufrecht, dass eine Verminderung der Länge und des Gewichts der Kinder mit der verminderten Fruchtbarkeit der frühreifen und überreifen Frauen verbunden sei.

Es ist bedauerlich, dass wir keinen Beweis für den Einfluss des Alters auf die Fruchtbarkeit erbringen können, der sich auf das häufige Vorkommen der Aborte und missgestalteter Kinder gründet. Doch sind wir diesem Ziele ziemlich nahe und können mit einiger Sicherheit unsere Schlüsse aus den folgenden allerdings nur dürftigen Thatsachen, welche auf Erziehung der Kinder und Idiotismus Bezug haben, ziehen. Tafel XII, nach den Berichten der Statistical Society in St. Georges-in-the-East angefertigt,

Tafel XII

zeigt die Sterblichkeit der Kinder, die in Ehen geboren wurden, welche zu
verschiedenen Lebensaltern eingegangen wurden.

Anzahl der Jahre, welche seit der Geburt d. ersten Kindes verflossen sind.	Die procentuale Sterblichkeit der Kinder, welche in den Ehen geboren wurden, die in verschiedenem Lebensalter geschlossen wurden.			
	16—20	21—25	26—30	31—35
10	36,87	37,09	37,89	35,48
20	47,44	43,10	44,36	16,67
30	53,03	43,89	48,53	64,39
40	63,12	57,14	68,00	50,00

giebt, so viel mir bekannt, ganz allein eine Aufzeichnung von
Thatsachen in Bezug auf das Auferziehen von Kindern, die
von Müttern verschiedenen Alters geboren wurden. Sie zeigt
quantitativ weniger günstige Resultate bei Kindern, die
während der sterilen Jahre auferzogen werden. Die Sterilität
oder Zeugungsschwäche bei Müttern im Alter von 16 bis
20 Jahren dokumentirt sich dadurch, dass das Aufziehen der
Kinder misslingt, und dieses Misslingen zeigt sich wieder,
sobald das sterile Alter von 25 Jahren überschritten ist,
indem das Misslingen, Kinder gross zu ziehen, gleichmässig
mit dem Alter der Mütter wächst, ebenso wie die Sterilität
mit demselben Alter zunimmt.*) Wir setzen hierbei voraus,
dass die Kinder aus diesen Tafeln von der Zeit ihrer Geburt
an von Seiten der Mütter mit der nöthigen Sorgfalt und
Liebe gepflegt wurden. Wir können daher die Ursache für
das Misslingen Kinder gross zu ziehen nur in der Natur des
Fortpflanzungssystems suchen.

---

*) Ich möchte an dieser Stelle die Aufmerksamkeit auf Ansells höchst
beachtenswerthe Tabelle VI (vergl. seine „Statistics of families" p. 79) lenken.
Dieselbe zeigt, dass bei jedem Alter der Mütter bis zu 45 Jahren hinauf
die ersten Kinder eine höhere Sterblichkeitsziffer zeigen als zweite oder
dritte Kinder, dass ferner die Sterblichkeit bei vierten, fünften, sechsten
Kindern eine grösser ist als bei zweiten und dritten, dass schliesslich die
Sterblichkeit bei den siebenten und später geborenen Kindern einen noch

Nun schliessen wir hier die Nahrung des Kindes in die reproduktiven Prozesse mit ein, während wir bei unseren sonstigen Studien über Sterilität bei seiner Geburt Halt machten, oder, bei weiterem Forschen, nur solche Zustände, wie Idiotismus, in Betracht ziehen, die zur Zeit der Geburt schon muthmasslich vorhanden sind oder erst eintreten. Das Kind wird natürlicher Weise von seiner Mutter Milch ernährt und diese Art der Ernährung ist eine extra uterine Fortsetzung der früheren auf andere Weise geleisteten Ernährung des Fötus. Das Nähren ist ein Theil des reproductiven Prozesses; das Misslingen ein Kind gross zu ziehen, kann sowohl an einer Unvollkommenheit des jetzt zum Kinde gewordenen Foetus liegen, als auch an der unzureichenden Qualification der Mutter als Amme liegen. Ich weiss nicht, wie man die

höheren Grad erreicht. Wie merkwürdig dieses mit dem im Text Gesagten übereinstimmt, braucht nicht hervorgehoben zu werden. Hier wie dort ist hingewiesen auf die unvollständige Entwicklung erster Kinder, auf die eine hohe Vollkommenheit zeigende Entwicklung zweiter, dritter, (vielleicht auch vierter), schliesslich auf die zunehmende Unvollkommenheit der Entwicklung. der noch später geborenen Kinder.

Auszug aus der Ansell'schen Tabelle.

Zahl der unter 100,000 Lebendgeborenen in jedem Alter überlebenden Kinder.

Alter.	1. Kind.	2. Kind	3. Kind.	4., 5. u. 6. Kind.	7. u. weitere Kinder.
Gesammtsumme der Lebendgeborenen.	104,016 100,000	102.005 100,000	101,549 100,000	101,738 100,000	102,085 100,000
5	87,678	88,359	88,901	87,358	84,956
10	85,599	86,194	86,307	85,261	82,536
15	83,592	84,489	84,657	83,532	81.309
20	80,902	82,157	81,857	80,778	78.567
25	77,708	78,842	78,521	77,791	75,472
30	74,885	75,398	74,996	74,684	72,230
35	71,824	72,333	72,017	71,492	69,581
40	68,282	68,932	68,719	68,274	66,832
45	65,778	65,251	65,504	65,377	63,510

Resultate dieser beiden Ursachen auseinander halten soll; jedenfalls aber ist der Einfluss der mangelhaften Nährfähigkeit ein unzweifelhafter. So gilt als allgemeine Regel bei der Wahl einer Säugamme, sehr junge oder sehr alte Mütter zu meiden.

Geistige Schwäche und Idiotismus können aus inneren Ursachen entstanden oder Entwicklungsfehler sein oder sie rühren von Schädlichkeiten oder sonstigen accidentellen Ursachen her. Das unzweifelhaft häufige Vorkommen von Unfällen bei der Geburt oder von anderen Schädlichkeiten, welche Geistesschwäche und Idiotismus verursachen, ist bei der Feststellung des Einflusses, welchen das Alter der Mutter auf die Entstehung der geistigen Schwäche ausübt, in Abzug zu bringen. Indess, wenn auch in den einzelnen Fällen sowohl, die auf Entwicklungsfehlern beruhenden als auch die accidentellen Ursachen mit grosser Sicherheit unterschieden werden können, so weiss ich doch nicht, wie in der Statistik dieses geschehen könnte. Gewisse Autoren, besonders Little legen der Wiederbelebung todtgeborener Kinder, als einer accidentellen Ursache für die Entstehung des Idiotismus, grosse Bedeutung bei; wenn dies auch der Fall sein kann, so möchte ich doch betonen, dass zum Theil die Nothwendigkeit der Wiederbelebung durch die Schwäche des Neugeborenen geboten ist.

Unter Langdon Down's 2000 Fällen waren 400 oder 20% scheintodt geboren und 40% von diesen 400 waren Erstgeborene. Jedenfalls wird nicht bestritten werden, dass bei dem grössten Theil der Geistesschwachen und Idioten dieser Zustand aus angeborenen oder Entwicklungsfehlern und nicht aus accidentellen Ursachen, die etwa während oder nach der Geburt einwirkten, herzuleiten ist.

Unter Mitchells 443 Idioten und Geistesschwachen waren 138 Erstgeborene, unter den 675 Wilburs 191; unter

100 von Beach 20, unter 2000 von Down 480. In Summa finden wir also unter 3218 Idioten 829 oder ca. 26%/_0 Erstgeborene, und zwar muthmasslich solche, die von jungen Müttern geboren wurden.

„Unter 443 Idioten und Geistesschwachen, die nacheinander untersucht wurden", sagt Mitchell, „fand ich 138 Erstgeborene oder 31,1%/_0 und 89 oder 20,1%/_0 Letztgeborene. Als es indessen bekannt wurde, dass fast jeder sechste Idiot in Schottland ein illegitimes Kind war (unter 663 Idioten und Geistesschwachen 108 illegitime Kinder oder 17,1%/_0) so nahm man an, dass auf diese Weise anscheinend Verwirrung in die vorhergehenden Data gebracht und der Werth derselben herabgesetzt würde. Die grosse Mehrheit der illegitimen Kinder sind bekanntlich Erstgeborene und einzige Kinder, während nicht wenige von ihnen letztgeborene sind, wenn auch ihrer Geburt nur wenige andere Geburten (2—3) vorangingen. Es wurde deshalb für wünschenswerth erachtet, dass eine neue Reihe von Beobachtungen angestellt werde, wobei nur die ehelich geborenen Kinder berücksichtigt, die illegitimen hingegen ausgeschlossen werden sollten. Ferner hielt man es für richtig, diese Beobachtungen auf jene Fälle zu beschränken, in denen nur ein Idiot in der Familie auftrat, und in denen der Idiotismus gleich nach der Geburt konstatirt wurde, wo derselbe also wahrscheinlich als congenitaler anzusehen war. Sodann wurden nur jene Fälle aufgenommen, wo die Mütter zur Zeit der Untersuchung das zeugungsfähige Alter zurückgelegt hatten, obschon einzelne von ihnen schon Wittwen waren, ehe sie dasselbe erreichten. All' diese Einschränkungen machten es schwierig, eine grosse Reihe von Beobachtungen anzustellen und erklären die geringe Zahl von 85 (44 Männliche und 41 Weibliche). Ich übersandte meine ausführlichen Resultate

an D. Mathews Duncan, welcher die Güte hatte, für mich
die beiden Tafeln in recht instruktiver Weise anzufertigen."

Tafel XIII (von Arthur Mitchell)

zeigt das verhältnissmässig häufige Vorkommen der Geburten von Idioten
im Vergleich zu allen Geburten, sowohl bei der ersten als bei den darauf
folgenden Schwangerschaften.

Zahl der Schwangerschaften.	Prozentsatz aller Geburten.	Prozentsatz der Geburten von Idioten.
1.	22,8	33,0
2.	17,7	18,8
3.	15,5	17,6
4.	12,1	2,4
5.	9,4	2,4
6.	7,4	2,4
7.	5,2	7,0
8.	3,9	3,5
9.	2,6	2,4
10.	1,3	7,0
11.	0,9	3,5

„Diese Tafel ist folgendermassen zu lesen: Von all den
Kindern', die in Edinburgh und Glasgow im Jahre 1855
geboren wurden, stammten 22,8% aus der ersten Schwangerschaft, während dieses unter 85 Idioten bei 33% der Fall
war u. s. w. Kurz, die Tafel lehrt offenbar, dass der
Idiotismus höchst wahrscheinlich bei den ersten und den
letzten (7—11) Schwangerschaften häufiger vorkommt, als
bei den anderen. Im Wesentlichen ist es ganz dasselbe, was
die erste Untersuchung ergab, wo bei den 443 Fällen nur
gefragt wurde, ob es sich um Erstgeborene oder Letztgeborene handle."

Aehnliches Beweismaterial liefert die von Langdon
Down veröffentlichte Tafel, doch ist bei deren Aufstellung
keine so strikte Auswahl getroffen worden, wie dies bei der
von Mitchell der Fall ist. Tafel XIV enthält die Down'-
sche Aufstellung.

Tafel XIV (von Langdon Down)

zeigt das verhältnissmässig häufige Vorkommen der Geburten von Idioten im Vergleich zu allen Geburten, sowohl bei der ersten als bei den darauf folgenden Schwangerschaften.

Zahl der Schwangerschaften.	Prozentsatz aller Geburten.	Prozentsatz der Geburten von Idioten.
1.	22,8	24
2.	17,7	14
3.	12,1	9
4.	9,4	5
5.	7,4	7
6.	5,2	10
7.	3,9	2
8.	2,6	9
9.	1,3	2
10.	0,9	2
11.	0,4	1
12.	0,2	3
13.	0,06	1

Glücklicher Weise giebt Mitchell das Alter an, welches die Mutter zur Zeit der Geburt des Idioten hatte und es ist das Resultat in der That höchst überraschend. Down giebt in seiner Aufstellung das Alter der Mutter nicht an; da er jedoch das sehr häufige Vorkommen der Primiparität und die sehr grosse proportionale Ziffer derselben unter den Schwangerschaften in Anschlag bringt, so bezweifeln wir nicht, dass sie ein gleiches Resultat erzielen würden.

Tafel XV (von Arthur Mitchell)

zeigt den vergleichenden Prozentsatz der jedesmaligen von Müttern in den verschiedensten Lebensaltern geborenen Kinder zu der Zahl der überhaupt geborenen Kinder, sowie auch den Prozentsatz der Idioten, welche von Müttern in den verschiedensten Lebensjahren geboren wurden zu der Zahl der überhaupt geborenen Idioten.

Alter:	20—24	25—29	30—34	35—39	40—44	45—49
Prozentsatz aller Kinder:	22,62	39,99	23,61	14,76	5,15	0,58
Prozentsatz der Idioten:	25,88	25,88	10,58	10,58	23,53	3,53

„Dieselben 85 Fälle,“ fährt Mitchell fort, „sind in Tafel XV gebraucht, welche zur Tafel XIII benutzt wurden. Diese Tafel ist so zu lesen: Von allen den Kindern, die im Jahre 1855 in Edinburgh und Glasgow geboren wurden, wurden 22,6 % von Müttern innerhalb des 20. und 24. Lebensjahres geboren, während von den 85 Idioten 25,8 % von Müttern mit entsprechendem Lebensalter gezeugt wurden u. s. w.

Aus dieser Tafel lernen wir, dass Mütter unter 24 Jahren und über 35 Jahren am meisten der Gefahr ausgesetzt sind idiotische Kinder zu zeugen.“

Zu wiederholten Malen wurde mir von Kennern mitgetheilt, dass eine alte Hündin die Periode ihrer Fruchtbarkeit oft mit der Geburt todter und unreifer Jungen beschliesst. Whitehead betrachtet jene Schwangerschaften, welche am Ende der Fruchtbarkeitsperiode der Frauen auftreten, als meist erfolglose und Arthur Mitchell hat das Auftreten von Idiotismus bei einem Kinde aus dem Umstande erklärt, dass es ein Letztgeborenes sei. Er behauptet, dass ganz dieselben Ursachen, die bei der Mutter zum Abort führen, auch zum Idiotismus führen können und dass hier nur ein Zusammenhang infolge einer gemeinsamen Ursache existirt. „Häufig“, fügt er hinzu, „besteht zwischen der Geburt eines Idioten und der vorangegangenen oder bald darauf folgenden Geburt eines gesunden Kindes ein Intervall, welches weit grösser ist, als gewöhnlich, oder es tritt nach der Geburt eines Idioten permanente Sterilität auf.“ Wiederum glaubt er, dass, wenn der Idiot 18 oder 24 Monate nach der Geburt eines anderen Kindes zur Welt kam und wenn dann 6 oder 7 Jahre lang darauf sich keine Schwangerschaft einstellte, man dann Grund habe zu vermuthen, dass die Unzulänglichkeit der sexuellen Kraft, die sich schon an dem Idioten zeigte, einen anderen und volleren Ausdruck in der darauf folgenden Unfruchtbarkeit gefunden habe. Ebenso verhalte es sich, wenn permanente Sterilität folge. Ja in einzelnen Fällen gingen Anzeichen der Unfruchtbarkeit der Geburt des Idioten vorher und wurden nachher permanent.

Wir haben auf die vorherrschende Meinung angespielt, dass die letzte Geburt einer Frau speziell Gefahr läuft als Abort oder als ein schwächliches Kind oder als Idiot und zwar eher weiblichen als männlichen Geschlechts sich zu erweisen und haben gezeigt, dass diese Meinungen durch eine Reihe von Thatsachen wesentlich gestützt werden. Wir haben auch bei der „Ein-Kind-Sterilität" gesehen, dass die Mütter nach der Ansell'schen Tafel sich in dem hohen Durchschnittsalter von 31 Jahren befanden. Hier kommt nun der, wenn auch nicht ganz vollkommene Nachweis hinzu, dass solche Kinder, besonders die weiblichen, nicht bloss die „Ein-Kind-Fruchtbarkeit" oder die „Ein-Kind-Sterilität" illustriren, sondern, dass sie auch die letzten ihrer Rasse sind. Sie repräsentiren die letzte Anstrengung einer Familie zur Fortsetzung ihrer Linie. Mädchen in solcher Lage sind oft Erbinnen, obschon sie sicherlich nicht die einzigen Kinder sind und dieser Umstand hat Galton in den Stand gesetzt ihrer Abstammung nachzuforschen und ihre Unfruchtbarkeit nachzuweisen. Ich kenne mehrere bemerkenswerthe Fälle einziger Kinder dieser Art, welche schwächlich reich, kinderlos, die letzten ihrer Rasse waren; doch bildet eine Zusammenstellung derartiger Fälle einen deutlicheren Beweis als einzelne zerstreute gute Beispiele.

In Bezug auf die Heirathen von Erbinnen, welche besonders unfruchtbar waren, bemerkt Galton sehr richtig: „Wir hätten in der That erwartet, dass eine Erbin, welche der einzige Spross einer Heirath ist, nicht so fruchtbar sein werde, als eine Frau, welche viele Geschwister hat. Verhältnissmässige Unfruchtbarkeit, fügt er hinzu, muss in ganz derselben Weise hereditär sein, wie andere physische Eigen-

schaften und ich bin überzeugt, dass dies bei den Hausthieren
auch der Fall ist." Ausser anderen deutlichen denselben
Punkt betreffenden Beweisen fand Galton bei einer Untersuchung, die er unter einem Theil der Peers anstellte, dass
bei 14 Erbinnen-Heirathen unter 70 Peers, 8 mal absolute
Sterilität und 2 mal nur 1 Sohn als Nachkomme vorhanden
war. „Ich prüfte nun die Frage von einer anderen Seite",
fährt er fort, „indem ich aus Heirathen der übrigen Peers,
die Anzahl der Kinder in dem Fall, wo die Mutter eine
Erbin war, verglich mit jenen, wo sie es nicht war. Ich
schloss vorsichtiger Weise von dem letzteren alle Fälle aus,
wo die Mutter eine Miterbin oder der Vater ein einziger
Sohn war. Auch sind seitdem die Erbinnen nicht so sehr
häufig, ich ging manchmal 2 oder 3 Generationen zurück, um
ein Beispiel einer Erbin-Heirath zu erhalten. Auf diese
Weise fand ich 50 Fälle von jeder Sorte, die ich unten —
der Prozentrechnung wegen sind die jedesmaligen Resultate
verdoppelt — mittheile.

Tafel XVI (von Galton)

zeigt die Unfruchtbarkeit der Erbinnen.

Zahl der Söhne aus jeder Ehe.	Ein Hundert Ehen von jeder.	
	Zahl der Fälle, wo die Mutter eine Erbin war.	Zahl der Fälle, wo die Mutter keine Erbin war.
0	22	.2
1	16	10
2	22	14
3	22	34
4	10	20
5	6	8
6	2	8
7	0	4
über	0	0
—	100	100

Hundert Frauen von Peers, welche Erbinnen sind, haben nach meiner Zusammenstellung 208 Söhne und 206 Töchter; 100 Frauen, welche keine Erbinnen sind, haben 336 Söhne und 284 Töchter. Letzteres zeigt, wie ausserordentlich unsicher die Nachfolge eines Abkömmlings von einer Erbin sein muss. Ein Fünftel der Erbinnen hat überhaupt keine männlichen Nachkommen, ein volles Drittel von ihnen hat nur ein Kind und drei Fünftel haben nicht mehr als zwei."

Bei Galtons Zusammenstellung über die thatsächliche Unfruchtbarkeit der Erbinnen ist die verhältnissmässig geringe Anzahl männlicher Nachkommen sehr beachtenswerth, — eine Thatsache, welche, wie viele andere, die alte und noch jetzt herrschende Ansicht bestätigt, dass relative Sterilität oder Schwäche der Geschlechtsenergie mehr zur Produktion weiblicher als männlicher Nachkommen praedisponiren. Auf dieses Gebiet der Sterilität wollen wir nicht näher eingehen, da die Ursachen des Ueberwiegens der Geburten von Knaben über Mädchen Gegenstand einer umfassenden Literatur ist und die in Betracht kommenden Verhältnisse zu zahlreich und zu komplizirt sind, um hier mit Vortheil discutirt zu werden. Doch möchte ich konstatiren, dass ich, zufolge der darauf bezüglichen Thatsachen, seit lange der Meinung war, dass ein Ueberschuss von weiblichen Geburten durch das Praevaliren einer Schwäche der Geschlechtsenergie veranlasst werde. Ein Ueberwiegen weiblicher Geburten trifft aber mit noch anderen Kennzeichen der Sterilität zusammen.

Wir haben schon die Gründe angegeben, warum wir glauben, dass eine Frau, wenn sie mehr als 10 Kinder gebärt, einen unnatürlichen oder excessiven Grad von Fruchtbarkeit zeigt.

Dieser Glaube wird befestigt durch den Nachweis, den wir hier liefern wollen, dass ein übermässiger Kindersegen hauptsächlich bei Frauen sich zeigt, welche in dem sterilen

Alter oder in dem Alter geschwächter Geschlechtsthätigkeit sich verheiratheten, welch letztere sich durch absolute Sterilität und durch krankhafte Produktion, gleichviel ob auf dem Wege des Abort oder der vorzeitigen oder zeitgemässen Geburt charakterisirt. Gegenwärtig betrachten wir nur die Produktion reifer Kinder und zwar zeigt sich nach unseren Beobachtungen die unnatürliche Intensität der Fruchtbarkeit bei jung verheiratheten Frauen in der absolut grossen Anzahl, d. i. eine solche, die die Zahl 10 übersteigt, während sie sich bei den ältlichen Frauen durch die rasche Aufeinanderfolge der Geburten oder durch die Intensität der Fruchtbarkeit, — so lange letztere andauert, — dokumentirt. Wir möchten hier bemerken, dass an anderer Stelle schon bewiesen wurde, dass für solche Frauen, die ihre Fruchtbarkeitsperiode erst in späteren Jahren beginnen, dieselbe auch über das Durchschnittsalter, wo sie aufzuhören pflegt, sich hinauszieht, ohne dass dadurch die Dauer der wirklichen Fruchtbarkeitsperiode, von Anfang bis zu Ende gerechnet, verlängert würde.

Dass die Fruchtbarkeit bei jüngeren Personen grösser ist, als bei älteren Personen, zeigt folgende Tafel, deren Angaben von St. George's-in-the-East stammen; dass sie auch bei jüngeren länger andauert, als bei älteren, zeigt Tafel XVIII. (Vgl. mein Werk über Fruchtbarkeit.)

Tafel XVII

zeigt die Fruchtbarkeit von Müttern, die in verschiedenem Alter geheirathet haben.

Jahre, verflossen seit der Geburt d. ersten Kindes.	Durchschnittliche Zahl der Kinder aus jeder Ehe, die geschlossen wurde im Alter von			
	16—20	21—25	26—30	31—35
10	5,05	4,51	4,42	3,44
20	7,68	7,01	6,43	3,00
30	8,41	7,89	6,80	7,00
40	10,85	8,24	5,00	4,00

Tafel XVIII

zeigt das Ergebniss der andauernden Fruchtbarkeit von Frauen, welche in
den verschiedensten Lebensaltern sich verheiratheten, wie es sich innerhalb
12 Monaten documentirt.

Alter der Mutter zur Zeit der Hochzeit	15—19	20—24	25 - 29	30—34	35—39	Summe
Die Zahl d. Niederkünfte in dem 5ten Jahre der Ehe verhält sich wie 1 :	2,6	2,7	4,1	4,9	10,5	3,2
Die Zahl d. Niederkünfte in dem 10ten Jahre der Ehe verhält sich wie 1 :	3,2	4,0	5,9	8,7	—	4,4
Die Zahl d. Niederkünfte in dem 15ten Jahre der Ehe verhält sich wie 1 :	4,6	6,8	18,2	37,4	—	8,0
Die Zahl d. Niederkünfte in dem 20ten Jahre der Ehe verhält sich wie 1 :	8,5	14,6	129,8	—	—	16,3
Die Zahl d. Niederkünfte in dem 25ten Jahre der Ehe verhält sich wie 1 :	68,0	480,5	—	—	—	171,0

Tafel XIX (von Ansell)

zeigt die Intensität der Fruchtbarkeit bei Müttern mit verschiedener
Kinderanzahl.

Zahl der Kinder	Intervall zwischen der Hochzeit der Eltern und der Geburt des —		
	ersten Kindes	zweiten Kindes	dritten Kindes
	Jahre	Jahre	Jahre
1, 2 oder 3	1,78	4,84	7,38
4, 5 oder 6	1,37	3,32	5,49
7, 8 oder 9	1,18	2,82	4,68
10, 11 oder 12	1,05	2,54	4,15
13, 14 oder 15	1,06	2,40	3,81
16 oder mehr	0,96	2,15	3,47

Dass die unnatürliche Intensität der Fruchtbarkeit bei Frauen, welche viel Kinder gebären, gleich mit dem Beginn des zeugungsfähigen Alters sich zeigt, wird durch Tafel XIX von Ansell bewiesen, welche bei einer verschieden grossen Kinderanzahl, die Schnelligkeit der Aufeinanderfolge der Geburten, bis zur dritten aufwärts zeigt. Bei 16 oder mehr Kindern, ist die Schnelligkeit bis zur 3. Geburt zweimal so gross, als sie bei nicht mehr als 3 Kindern ist, und es kann leicht durch Rechnung gezeigt werden, dass während bei einer kleinen Kinderzahl die Kinder langsam, bei einer grossen schnell aufeinander folgten, bei einer Zahl von 7 bis 12 Kindern letztere in einem normalen Zwischenraum von 18 Monaten zur Welt kamen. —

Dass die unnatürlich rasche Aufeinanderfolge der Entbindungen bei überaus zahlreichen Kindern durch das ganze zeugungsfähige Alter sich fortsetzt wird deutlich durch Tafel IV und V bewiesen. In meiner Tafel zeigt der Fall die rascheste Aufeinanderfolge, wo bei 19 Kindern alle 10 Monate eine Schwangerschaft stattfindet; in Ansells Tafel bei 18 Kindern alle 15 Monate.

Zuletzt zeigen wir an einer Tafel aus Mittheilungen von Edinburgh und Glasgow, dass die Frauen, deren Fruchtbarkeit in vorgerückten Jahren beginnt, eine unnatürliche Intensität derselben so lange sie andauert, zeigen, welche die Fruchtbarkeit der Frauen übertrifft, die in ihren besten Jahren sich verheiratheten und sich gleich als fruchtbar erwiesen.

In der 2. Reihe der Tafel wird gezeigt, dass fruchtbare Frauen bei einer Dauer der Ehe zwischen 5 und 10 Jahren, wenn sie zwischen dem 15. und 19. Jahre geheirathet hatten, 2,5 Kinder, wenn zwischen dem 20. und 24. Jahre 3,19, wenn zwischen dem 25. und 29. Jahre 3,75 Kinder zur Welt brachten.

Tafel XX

zeigt die Intensität der Fruchtbarkeit bei Müttern verschiedenen Alters.

Dauer der Ehe	Alter der Mütter						
	15—19	20—24	25—29	30—34	35—39	40—44	45—49
Weniger als 5 Jahre	1,128	1,519	1,825	1,844	1,827	1,698	1,200
5 Jahre u. weniger als 10	2,500	3,190	3,750	4,048	4,085	3,792	4,000
10 Jahre u. weniger als 15	—	5,333	5,453	5,903	6,197	5,964	6,500
15 Jahre u. weniger als 20	—	—	6,000	—	7,914	7,993	8,435
20 Jahre u. weniger als 25	—	—	—	7,000	9,396	9,718	10,528
25 Jahre u. weniger als 30	—	—	—	—	—	12,368	13,600
30 Jahre	—	—	—	—	—	—	13,000

Multiparität, ein schon sehr bekannter Ausdruck, wird den Frauen zugesprochen, welche zwei oder mehr Schwangerschaften und Geburten gehabt haben, während man **Pluriparität** dann einer Frau zuschreibt, wenn sie zwei oder mehr Kinder auf einmal zur Welt bringt. Die Pluriparität äussert sich gewöhnlich in der Produktion von Zwillingen, deren Verhältniss zu den Einzelgeburten sich auf ohngefähr 1 : 8 stellt. Drillinge, Vierlinge u. s. w. sind viel seltener, überhaupt steigt die Seltenheit mit der Anzahl der auf einmal geborenen Kinder.

Chiari, Braun und **Spaeth** haben nachgewiesen, dass Aborte verhältnissmässig häufiger bei mehrfacher, als bei einfacher Schwangerschaft sind. M'Clintock zeigt, sich auf seine lange Erfahrung stützend. dass auch Hydramnios, Monstrositäten aller Art, ebenso todtgeborene Kinder häufiger bei mehrfachen als bei den gewöhnlichen Schwangerschaften vorkommen. Kopflose Monstra finden sich nur bei mehrfachen. Die bei mehrfacher Schwangerschaft lebend geborenen Kinder sind weit schwieriger aufzuziehen.

„Die Zahl der Kinder", sagt Ansell, „welche todt geboren werden oder bald nach der Geburt sterben, ist verhältnissig bei den männlichen beinahe 5 mal und bei den weiblichen beinahe 4 mal grösser bei mehrfachen als bei einfachen Geburten."

Weiter unten werden wir den Beweis führen, dass mit der Pluriparität sich besonders gern Idiotismus und geistige Schwäche associrt, und dass sie ganz besonders das sterile Alter oder das Alter geschlechtlicher Schwäche befallen. Ebenso findet sich allzureichlicher Kindersegen d. i. mehr als 10 Kinder, speziell bei dieser Altersklasse, wodurch Leben und Gesundheit beider, Mütter sowohl als Kinder, gefährdet wird. Beides hat darum eine Verwandtschaft zur Sterilität.

In einem Falle von Fünflingen war die Mutter 40 Jahr alt und zum 10. Male schwanger. In 7 Fällen von Vierlingen war das Alter der Mutter in 6 Fällen durchschnittlich zu 27 angegeben, die Zahl der Schwangerschaften war ebenfalls von 6 gegeben, sie betrug durchschnittlich nahezu 3.

Das Alter war 19 und 20 bei der ersten Schwangerschaft, 25 bei der dritten, 30 Jahre ohne Angabe der wie vielten Anzahl der Schwangerschaften, 32 bei der fünften und 35 bei einer vierten Schwangerschaft. In einem Falle, wo die Mutter das zweite Mal schwanger war, war ihr Alter nicht bekannt.

Aus ganz verschiedenen Quellen habe ich 43 Fälle von Drillingen zusammengestellt, die ich hier unter Tafel XXI folgen lasse.

Tafel XXI

zeigt das Alter der Mütter in 40 Fällen von Drillingen.

Alter der Mutter	19	20	23	24	25	27	28	29	30
Zahl der Fälle	1	3	1	2	4	2	2	1	6
Alter der Mutter	31	32	33	34	35	36	37	38	44
Zahl der Fälle	1	1	1	1	6	2	2	3	1

In 40 Fällen ist das Alter der Mutter angegeben und beträgt durchschnittlich 30. Von 41 Fällen ist die Zahl der Schwangerschaften gegeben und beträgt durchschnittlich 4.

Tafel XXII

zeigt die Zahl der Schwangerschaften bei 41 Drillingen.

Zahl der Schwangerschaften	1	2	3	4	5	6	7	8	10	11	12
Zahl der Drillinge	8	8	12	2	2	2	3	1	1	1	1

Man sollte eigentlich erwarten, dass uns die Zwillingsgeburten hierzu den sichersten Anhalt liefern könnten, doch leider müssen wir grade in dieser Beziehung die Unvollständigkeit der Angaben rücksichtlich der Zahlen beklagen. Ich habe gegenwärtig nicht genügend Zeit zu meiner Verfügung, um auf Details betreffs der Production von Zwillingen einzugehen, und verweise rücksichtlich dessen auf mein Werk über „Fruchtbarkeit". Daselbst wird nachgewiesen, dass das häufige Vorkommen der Zwillinge mit dem Alter der Mutter und der Zahl der Schwangerschaften zunimmt; sehr jugendliches Alter der Mutter und erste Schwangerschaft bilden Ausnahmen von der Regel.

In der Medical Times and Gazette (15. Novbr. 1862) finden wir eine Veröffentlichung von Arthur Mitchell, in der er zeigt, dass Zwillinge besonders dazu disponiren geistesschwach oder Idioten zu werden. Die Schlussfolgerungen zu denen Mitchell gelangt, haben so ausgesprochene Beziehungen zu unserem Gegenstand, dass ich sie hier ausführlich mittheile.

1) Von den Geistesschwachen und Idioten stammt eine weit grössere Anzahl aus Zwillingsgeburten, als dies bei der übrigen Bevölkerung der Fall ist.

2) Bei den Verwandten der Geistesschwachen und Idioten findet man ebenfalls, dass Zwillingsgeburten sehr häufig sind.

3) In den Familien, wo häufig Zwillingsgeburten statt-

finden, trifft man gleichfalls sehr oft körperliche Deformitäten (monstra per defectum — monstra per excessum).

4) Ueberhaupt ist eine Zwillingsgeburt etwas Aussergewöhnliches; sie zeigt eine unvollkommene Entwicklung und schwache Organisation des Produktes an und führt uns zu der Anschauung, eine Zwillingsgeburt beim Menschen als eine Abweichung von der physiologischen Regel zu betrachten und sie deshalb für alle Betheiligten als schadenbringend zu halten.

5) Wenn wir von den Zwillingen zu Drillingen und Vierlingen übergehen, so finden wir in allem dem, was wir in Betreff dieser letzteren wissen, eine Stütze für die vorliegenden allgemeinen Schlussfolgerungen.

Ausser diesen so zahlreichen Gefahren und Unfällen, welche die in mehrfacher Schwangerschaft geborenen Kinder bedrohen, ist die mehrfache Schwangerschaft auch, wie wir wissen, für die Mutter gefährlich und unheilbringend. Nicht bloss, dass sowohl unbedeutende als ernstere Störungen der Schwangerschaft bei Pluriparen häufiger auftreten als bei Uniparen, so sind auch bei den Pluriparen die Gefahren und Todesfälle bei der Geburt und im Wochenbett häufiger und zahlreicher. Gerade hierdurch wird am besten dargethan, dass bei der Frau das Natürliche und Normale die Uniparität ist, dass die Pluriparität hingegen ein unnatürlicher und anomaler Zustand ist, der mit der Sterilität in so weit zusammenhängt, als er auch in den sterilen Lebensjahren und in den Jahren der Schwäche oder Unvollkommenheit der reproduktiven Kräfte beobachtet wird.

Die Pluriparität ist kein Zeichen der wünschenswerthen Produktivität der Gesundheit und Kraftfülle sondern gerade vom Gegentheil.

Pluriparität in einer Bevölkerung also ist kein Anzeichen, dass deren socialer Zustand so ist, wie er sein sollte. Sie beweist, je nach der Höhe ihres Betrages, dass die Ehen in zu jungen oder zu vorgerückten Lebensjahren geschlossen werden. Man könnte auch von einer solchen Bevölkerung ohne Weiteres behaupten, dass sie eine entsprechend grosse Sterblichkeit der Mütter und Kinder aufweist und, dass die aufgezogenen Kinder nicht gerade von der besten Qualität sind.

Während die Frau normaler Weise und physiologisch, wie die Stute und die Kuh, zu den Uniparen zählt, gehören normaler Weise und physiologisch einige der anderen Hausthiere zu Pluriparen wie der Hund, das Kaninchen und die Sau. Auch die Fruchtbarkeit der meisten Vögel ist eine Art von Pluriparität.

Bei den uniparen Thieren ist Pluriparität in verschiedenen Graden bei verschiedenen Arten selten. Die überaus grosse Seltenheit indess, wie bei der Stute, möchte in gewisser Ausdehnung von dem Umstande abhängen, dass im Allgemeinen nur die besten Exemplare im passendsten Alter zur Darlegung ihrer Fruchtbarkeit ausgewählt werden. In der That sind unsere Kenntnisse hierüber zu mangelhaft um einen Vergleich in dieser Hinsicht mit der Frau machen zu können. Doch können wir mit Sicherheit behaupten, dass von Pferde- und Viehzüchtern mit Rücksicht auf ihr Interesse an Mutter und Junges, Zwillinge nicht gern gesehen werden. Die sog. „free martin Kuh"*) ist ein gutes Beispiel von der Complication einer Zwillingsgeburt durch monströse Missbildung, welch letztere sehr häufig ist, wenn der Mitzwilling ein Männchen ist. Beim Schaf kommen Zwillinge ja sogar Drillinge so häufig vor, dass man schwanken kann, ob man sie zu den uniparen Säugethieren rechnen soll.

Bei den pluriparen Thieren ist die Uniparität etwas ungewöhnliches, ein gewisser Grad von Pluriparität hingegen das Natürliche und Physiologische, so dass Pauciparität schon eine reproduktive Schwäche und Unvollkommenheit bedeutet.

---

*) Free martin cow = eine aus einer Zwillingsschwangerschaft stammende Kuh, deren Mitzwilling ein männliches Kalb ist.

Spencer theilt die Beobachtung von Buffon mit, wonach eine noch nicht 1 Jahr alte Sau nur wenige Ferkel wirft, die schwächlich und nicht vollständig ausgebildet sind.

Die Haushenne illustrirt in ihrer Legezeit ausgezeichnet das Ansteigen und Abfallen der Pluriparität, und die Abweichungen stimmen vollständig mit dem wichtigen Naturgesetze überein, dem das Weib und alle übrigen weiblichen Geschöpfe unterworfen sind. Die ersten und letzten Eier sind klein, und man glaubt von ihnen, dass sie speziell unbrauchbar oder ohne Dotter oder sonst ungeeignet zum Ausbrüten seien. Die Henne legt nach Geyelin in ihrem ersten Jahre nur 15 oder 20 Eier, in ihrem zweiten 100 oder mehr bis zu 120, in ihrem dritten 120—135, womit sie das höchste Mass ihrer Fruchtbarkeit erreicht hat. In ihrem vierten Jahre producirt sie 100—115, in ihrem fünften 60—80, in ihrem sechsten 50—60, in ihrem siebenten 35—40, in ihrem achten 10—20, im neunten 1—10. Die Fruchtbarkeit steigt rasch bis zu ihrem Maximum im 3. Lebensjahre und fällt dann langsam bis zum gänzlichen Aufhören im 10. Jahre.

In ganz ähnlicher Weise ist der Verlauf der Fruchtbarkeit bei der Hündin und dem Ferkel. Anfangs ist die Zahl der Jungen gering, doch nimmt sie Jahr für Jahr mit grosser Schnelligkeit zu, nimmt dann nach wenigen Jahren — wie viel vermag ich nicht anzugeben — wieder ab, bis die Fruchtbarkeit oft mit der Produktion eines vorzeitigen oder todten Foetus abschliesst.

Das pluripare Thier hat dann die besten Jungen, wenn ihrer recht viele sind. Dieselben sind dann, wie bei den Hündinnen, intelligent, gelehrig oder haben spezielle Talente; bei den Ferkeln rechnet man die zu den besten, welche gross und stämmig sind, rasch wachsen und an Schwere zunehmen. Für die Hündinnen ist es nicht möglich den Werth der Pluriparität auf einen bestimmten Satz zurückzuführen, doch ist jener zweifellos ein höchst bedeutender. Ist eine grosse Anzahl junger Hunde geworfen worden, so sind dieselben auch von sehr beträchtlichem Gewicht, letzteres giebt jedoch keinen Anhalt für ihren Werth. Bei einem Wurf junger Ferkel lässt sich der Werth der Pluriparität leichter berechnen, da sie nach dem Gewicht und der Fähigkeit rasch zu wachsen geschätzt werden, was sich beides sehr gut in Zahlen ausdrücken lässt.

Die unipare Stute hat ein Füllen, welches zum Theil nach der Körpermasse geschätzt werden kann, besonders wenn es zu schwerer harter Arbeit benutzt werden soll. Doch ist die Körpermasse eines im Gestüt gross gezogenen Füllens von verhältnissmässig geringer Bedeutung; ich darf wohl noch hinzufügen, dass jeder zugeben wird, dass je edler die Rasse ist und je vorzüglichere Eigenschaften man an ihr schätzt, bei den zu derselben gehörigen Füllen die Körpermasse von desto geringerer Wichtigkeit und darum auch die Pluriparität weit weniger wünschenswerth ist.

Wir haben bereits Schätzungen der Schwere und Länge der einzelnen Kinder, um aus ihnen die Fruchtbarkeit der Frau zu beurtheilen angestellt; wenn nun Schwere und Grösse der Zwillinge ein Zeichen von sehr hoher Bedeutung wären, dann würden Zwillingsgeburten in entsprechender Weise Fruchtbarkeit bezeichnen, ebenso wie 12 ℔ mehr sind, als 6¹/₂ oder 7 ℔. Aber es giebt wichtigere Eigenschaften als die Schwere und Grösse zusammengenommen und grade diese wichtigeren Eigenschaften gehen den Zwillingen ab. Schwere und Grösse werden blos als Zeichen allgemeiner Gesundheit und vollständiger Entwicklung der Individuen geschätzt und nicht als Massstab für das Verhältniss der Zwillingsgeburten zu Einzelgeburten. Pluriparität bei uniparen Thieren ist selten; um sie zu studiren, sind eine grosse Zahl von Fällen erforderlich, und Betreffs ihres Verhaltens bei diesen Thieren sind nun allmählig Aufschlüsse zu gewinnen. Andererseits ist Pluriparität bei einer Anzahl gewöhnlicher Hausthiere eine alltägliche Erscheinung und ihre Schwankungen fallen selbst beschränkten Leuten, ohne dass diese eingehendere Spezialstudien gemacht hätten, auf, da diese Leute fast instinktiv den Vortheil der höheren Grade der Pluriparität empfinden. Grade die charakteristische Art und die deutlichen Vortheile der hohen Grade von Pluriparität bei pluriparen Thieren haben zu der allgemeinen Annahme der irrthümlichen Meinung geführt, dass Pluriparität selbst bei uniparen Thieren, wie auch bei der Frau, ein Merkmal wenn auch ein unangemessenes, von Fruchtbarkeit sei.

Bei den pluriparen Thieren, speziell bei der gewöhnlichen Henne ist das rasche Ansteigen und langsamere Fallen der Fruchtbarkeit genau beobachtet. Die Steigerung documentirt sich bei der Henne, wie bei anderen pluriparen Thieren durch die höchste Ziffer der jährlichen Produktion oder in einer einzigen Brut oder Wurf.

Bei der Frau finden ganz dieselben Schwankungen Statt, doch zeigt sich bei ihr die Abnahme in dem Uebergang von der occasionellen Pluriparität zu durch normale Zwischenräume getrennten Geburten einzelner Kinder; die Zunahme in dem Auftreten der occasionellen Pluriparität und der raschen Aufeinanderfolge der Geburten.

Bei dem gemeinen Haushuhn dauert nach Geyelin das Ansteigen zur Climax 3 Jahre und das allmähligere Abfallen 6 Jahre.

Bei der Frau dauert das Abfallen bis zum niedersten Grade nach oberflächlicher Schätzung vom 15. bis 25. Jahre, also 10 Jahre, und das allmähligere Ansteigen vom 20. bis 45. Jahre also 25 Jahre. Bei der Henne steigt die Produktion von 15 auf 135 und fällt von 135 auf 1. Bei der Frau fällt sie von ohngefähr 1,02 auf 1 und steigt auch wieder bis ohngefähr auf 1,02. Es ist kein Zweifel, dass ein ähnliches Steigen und Fallen und umgekehrt sich auch bei der Fruchtbarkeit anderer lebender Wesen nachweisen lässt. Die betreffenden Kurven des Climax und Anticlimax sind nicht ein Theil eines Kreises. Dr. Bouth, welcher seine schätzenswerthe Abhandlung „on procreative Power" (Zeugungskraft) in dem London Journal of Medicine 1850 veröffentlichte, beschreibt diese Kurve, welche die Neigung der Zeugungskraft, wie er sich ausdrückt, darstellen soll und glaubt, dass sie sich vielleicht der Kreiskurve am meisten nähere. Aber nach den Zahlen, auf die er sich beruft, lässt sich keine Kreiskurve konstruiren. Für das Alter der höchsten Fruchtbarkeit der Frau hält er das 26. Jahr und den Climax und den Anticlimax möchte er durch folgende Zahlen ausgedrückt wissen: Im 15. Lebensjahre die Zahl 22, im 20. die Zahl 82, im 26. 100, im 30. 92, im 35. 74, im 40. 54, im 45. 39.

Indem wir hiermit die Besprechung der Zwillingsgeburten beschliessen, wäre es natürlich, wenn wir uns zu den Missbildungen und Monstrositäten wendeten, da diese eine Schwäche und Störung der reproduktiven Energie anzeigen. Doch habe ich über diesen Punkt zur Zeit kein genügendes Beweismaterial zur Hand. Jedoch ist es wohlbekannt, dass diese eben angedeutete Ansicht weit verbreitet ist, und dass auch viele Thatsachen dieselbe zu bestätigen scheinen. Derartige Thatsachen und Meinungen habe ich öfters in diesen Vorlesungen erwähnt, doch wäre der Gegenstand wohl werth speziell und eingehender studirt zu werden. Hier möchte ich nur auf die Häufigkeit des Vorkommens von Geistesschwäche bei Missbildungen, bei Zwillingen, bei frühreifem und spätreifem Alter der Mutter, von Missbildungen bei Zwillingen, bei Inzucht, von Sterilität bei Inzucht hin-

weisen, lauter Thatsachen, welche, wenn entsprechend ver-
arbeitet, zu einer endgültigen Lösung dieser Frage führen
würden.

Der Versuch der experimentellen Hervorbringung von
Missbildungen und Monstrositäten bei der gemeinen Henne
hat sehr zahlreiche Erfolge gehabt. Diese verlangen eine
gewisse Vorsicht in der Beurtheilung des Einflusses des
mütterlichen Alters. Besonders interessant in dieser Beziehung ist die jüngst von Dareste gemachte Entdeckung,
dass ein einfacher Aufschub des Brütens, wo es sich um
Eier der gemeinen Henne handelt, Missbildungen des
Hühnchens zur Folge hat.

Einige Bemerkungen über den Einfluss der Ehe auf die
Entstehung der Sterilität bei Frauen ausgenommen, haben
wir hauptsächlich den ursächlichen Einfluss des Alters auf
letztere zu demonstriren gesucht.

Indem wir einzelne Lebensalter auf statistischem Wege
als besonders häufig mit der Sterilität behaftet kennen lernen,
finden wir auch, dass zu denselben Lebensaltern im Verhältniss häufiger als gewöhnlich übermässige Kinderzahl,
Pluriparität, schwächliche, geistesschwache oder missgestaltete
Kinder vorkommen, und zwar nicht nur allein in übermässig
hohem Grade, sondern auch mit einander verbunden. Es ist
deswegen rationell, die sog. sterilen Lebensalter als die
Lebensalter zu beschreiben, mit welchen sich eine Unvollkommenheit des Reproduktionsvermögens verknüpft und mit
der Sterilität die excessive Produktion, Pluriparität und
andere ihr verwandte Zustände in Verbindung zu bringen
resp. zu identificiren. Mit anderen Worten: Die Sterilität,
sowie übermässiger Kinderreichthum und Pluriparität sind
meist gleichwerthige Erscheinungen und haben jedenfalls meist
dieselbe allgemeine Ursache.

Von allen Ursachen der Sterilität oder der ihr verwandten Zustände, wie excessive Produktion, Pluriparität, Abort u. s. w. kenne ich nun keine, welche mit dem Alter an Ausdehnung und Intensität sich messen könnte. Bei Besprechung der Behandlung der Sterilität will ich auf die weniger wichtigen Ursachen, welche mehr in individuellen Fällen wirksam sind und keine grössere Ausdehnung besitzen, hinweisen. Doch giebt es noch Ursachen, die wahrscheinlich einen sehr grossen Antheil an der Hervorbringung der Sterilität haben, deren Wirksamkeit aber nur vermuthet, nicht nachgewiesen ist. Derartige Ursachen sind: Schlechter Allgemeinzustand der Gesundheit, Kälte und Hitze. Den Einfluss des schlechten Allgemeinzustandes hat man an Pflanzen genau zu studiren vermocht, bei Frauen indess sprechen für die Existenz dieses Einflusses keine anderen Thatsachen, so viel ich weiss, als das Zeugniss verschiedener Aerzte.

Der Einfluss von Hitze und Kälte auf die Sterilität ist eingehend studirt worden. Man hat durch Sammeln von Beobachtungen über ihren Einfluss auf das Alter des Beginns und des Aufhörens der Menstruation mehr Licht in die Sache zu bringen gesucht. Diese Frage zerfällt nun in zwei Theile. 1) Welches ist der Einfluss der Hitze und der Kälte auf die Zeugungsfähigkeit von Frauen, die in ihrer Heimath leben? 2) Wie äussert sich derselbe Einfluss gegenüber Frauen, welche, in einem kalten Klima geboren, nach einem heissen Klima übergesiedelt sind, und umgekehrt. Doch sind die über diesen Punkt gesammelten Thatsachen meines Erachtens ganz unzureichend, um aus ihnen Schlüsse ziehen zu können. Ebenso bedarf die sich nach dieser Richtung hin äussernde allgemeine Meinung einer genaueren Prüfung. Man hört oft zum Beispiel erzählen, dass ein indisches Mädchen schon mit elf Jahren ein Kind gebärt, und führt dieses als Beweis des

in Indien gewöhnlichen frühzeitigen Eintritts der Fruchtbarkeit an. Von einem ähnlichen Vorkommniss in unserem
Lande hört man selten. Der Grund dieser behaupteten
grösseren Fruchtbarkeit in Indien mag aber der sein, dass
die dortigen Mädchen in weit grösserem Maasse der Gefahr
ausgesetzt sind, in so frühem Alter schwanger zu werden,
als es bei uns der Fall ist.

Es giebt noch verschiedene wichtige Umstände, welche
unsere Frage mehr oder weniger berühren, welche ich
aber nur erwähnen will. Zu diesen Umständen gehört der
Einfluss der Temperatur auf den Beginn und das Aufhören
der Menstruation, ein Einfluss, bezüglich dessen die Statistik
nichts aufweist, was wahrscheinlich machte, dass Kälte das
Eintreten der Menstruation aufhält und das Aufhören derselben beschleunigt, obschon die Ueberlegung vielfach zu
derartigen Schlussfolgerungen führt. Ein anderer Umstand
ist der allgemein geltend gemachte Einfluss des Säugens auf
die Verzögerung der Wiederkehr der Menstruation und des
erneuten Eintritts von Schwangerschaft.

Ueber diesen Gegenstand hat Roberton werthvolle
Beobachtungen gemacht und zahlreiche, wenn auch nicht
ausreichende Thatsachen gesammelt. Ueber den wichtigen
Zusammenhang der Inzucht und der Sterilität gehe ich ebenfalls hinweg. Das darauf bezügliche thatsächliche Material
ist zu gross und bedarf einer sorgfältigen Sichtung. Bei
Pflanzen zwar und Thieren sind die nachtheiligen Folgen der
Inzucht, insofern sie sich als Unvollkommenheit der Nachkommenschaft und als Sterilität dokumentiren, im aus-
reichendsten Maasse bestätigt. Allein bei Menschen ist dies
nicht der Fall. Jedoch, was den Menschen betrifft, so herrscht
doch die sehr weit verbreitete, wenn auch nicht allgemein
acceptirte Meinung in der civilisirten Welt, dass die Inzucht
dieselben Folgen beim Menschen hat, wie bei Pflanzen und

Thieren, eine Meinung, welche oben durch die erwähnten analogen Verhältnisse bei Pflanzen und Thieren ungemein unterstützt wird. Diese schädlichen Folgen treten bei Menschen nach der Geburt und zwar nicht als blosse Schwächezustände, sondern in ganz spezieller Weise in Wirksamkeit. Es giebt nämlich sehr zahlreiche Thatsachen, welche beweisen, dass ganz besondere Krankheiten, speziell der Augen, vorwiegend die Nachkommen naher Verwandter befallen.

„Die üblen Folgen der lange fortgesetzten nahen Inzucht‟, sagt Darwin, „werden nicht so leicht erkannt, wie das gute Resultat, welches die Kreuzung ergiebt, denn die Verschlechterung ist eine graduelle. Nichts destoweniger herrscht unter denen, welche bei schnell sich fortpflanzenden Thieren die meiste Erfahrung gesammelt haben, eine Meinung darüber, dass nämlich die üblen Folgen je nach der Verschiedenheit der Thiere sich in verschiedener Weise früher oder später einstellen. Ohne Zweifel kann eine falsche Ansicht unrechtmässigerweise verbreitet sein, indessen ist schwerlich anzunehmen, dass so viele scharfsinnige und originelle Beobachter trotz so vieler aufgewandter Müh' und Kosten sich sämmtlich geirrt hätten.

Der Verlust der Fruchtbarkeit scheint, wenn er eintritt, niemals ein vollständiger zu sein, sondern hat nur Bezug auf die blutsverwandte Thierwelt; so dass eine derartige Unfruchtbarkeit in gewisser Beziehung ein Seitenstück bildet zu dem Unvermögen gewisser Pflanzen von ihrem eigenen Blüthenstaub befruchtet zu werden, welche hingegen als vollkommen fruchtbar sich erweisen, sobald sie von dem Blüthenstaube einer Pflanze derselben Species befruchtet werden. Der Umstand, dass diese besondere Art der Unfruchtbarkeit mit aus der lange fortgesetzten Inzucht hervorgeht, zeigt, dass die Inzucht nicht allein in der Weise wirksam ist, dass sie die verschiedenen krankhaften Anlagen, welche beiden Eltern gemeinsam sind, vereinigt und vermehrt. Denn mit derartigen Anlagen behaftete Thiere können, wenn sie nicht gradezu krank sind, im allgemeinen ihr Geschlecht fortpflanzen. Obgleich die Sprösslinge, welche von den nächsten Blutsverwandten abstammen, nicht grade nothwendigerweise hinsichtlich ihrer Structur entartet sind, so sind sie doch nach der Ansicht einiger Autoren ungemein zu Missbildungen prädisponirt. Und dies ist nicht unwahrscheinlich, da alles, was die Lebenskraft herabsetzt, in dieser Weise wirkt. Derartige Beispiele werden von Schweinen, Bluthunden und anderen Thieren angeführt."

„Bezüglich des Menschen," bemerkt er an einer anderen Stelle, „wird sich die Frage, ob auch hier die Inzucht von üblen Folgen begleitet ist, wahrscheinlich niemals direct beantworten lassen, da der Mensch sich so langsam fortpflanzt und nicht zum Gegenstand von Experimenten gemacht werden kann. Indess die fast allgemeine Abneigung sämmtlicher Rassen gegen Heirathen unter Nahverwandten, welche zu allen Zeiten bestanden hat, fällt hier sehr ins Gewicht. Wir können somit unsere über die höhere Thierwelt gemachten Annahmen ohne weiteres auf den Menschen übertragen."

Die Erwähnung einiger unbedeutenderen und weniger gekannten Ursachen der Sterilität übergehe ich hier, indem ich mir dieselben für die nächste Vorlesung vorbehalte. Ich wende mich nunmehr zu anderen Punkten der Geschichte der Sterilität, welche auf die Theorie der letzteren mehr Licht werfen. Es sind namentlich 2 Punkte von grosser Bedeutung, und zwar der wohlbekannte Zusammenhang der Dysmenorrhoe mit Sterilität und andrerseits der Zustand des sexuellen Verlangens und der sexuellen Lust bei sterilen Frauen.

Die natürliche oder physiologische Menstruation ist von keinen Schmerzen und von keiner oder nur unbedeutender Beeinträchtigung des allgemeinen Wohlbefindens begleitet.

Wenn Schmerzen oder beträchtliches Unwohlsein auftritt, so spricht man von Dysmenorrhoe, und es ist klar, dass dieser Ausdruck ein weites und schlecht begrenztes Gebiet von Unwohlsein und Unpässlichkeit umfasst. Mit dieser so ungenau definirten Dysmenorrhoe glaubt man die Sterilität vorwiegend verbunden, und diesen allgemeinen Glauben möchte ich nicht anzweifeln.

Es giebt eine Art von Dysmenorrhoe, welche ich etwas näher ins Auge fassen möchte. Sie wird spasmodische Dysmenorrhoe genannt und als eine Neurose angesehen, welche sich durch schmerzhafte uterine Spasmen, denen keine anatomische Veränderung nachweisbar zu Grunde liegt, charakterisirt. Sie wird auch oft mechanische oder obstructive Dysmenorrhoe genannt, welche Bezeichnungen gewissermassen einen Versuch zur Erklärung der zu Grunde liegenden Ursachen enthalten und ferner andeuten, dass die Spasmen sozusagen die Expulsion der in der Höhle des Uterus angesammelten menstruellen Flüssigkeit, die denselben ausdehnt, bezweckt. Doch weder die mechanische Obstruction, noch die Ansammlung der Menstrualflüssigkeit, noch die Dilatation der Uterushöhle, noch der Zweck der schmerzhaften Uteruscontractionen sind genügend nachgewiesen, da aber Alle derartige Contractionen oder schmerzhafte Spasmen annehmen, so nenne ich diese Art von Dysmenorrhoe spasmodisch. Sie ist eine Art von gradueller Dysmenorrhoe, und wie ich denke, indem ich diese Bezeichnung nur auf sie bezogen wissen möchte, die einzig reelle, positiv erkennbare Dysmenorrhoe, die eigentliche Dysmenorrhoe.

Von dieser eigentlichen Dysmenorrhoe und ihren Merkmalen will ich in Folgendem sprechen. Sie kann jederzeit während des Verlaufs der Menses, zuweilen selbst vor dem Beginn derselben eintreten. In Fällen von Amenorrhoe kann sie sich gleichzeitig mit den Molimina menstrualia einstellen.

In der grossen Mehrzahl der Fälle tritt sie am ersten oder zweiten Tage der Periode auf und ist heftiger bei spärlicher als bei reichlicher Blutung. Der Schmerz ist ein constanter oder tritt in mehr oder weniger ausgeprägten Anfällen auf, mit anderen Worten: die Intermission der Schmerzen ist eine mehr oder weniger vollständige. Die Zahl der Anfälle variirt im Allgemeinen zwischen fünf und zehn in der Stunde. Der Schmerz ist selten von Ohnmacht, Harnzwang oder Tenesmus begleitet. Seine Intensität ist verschieden gross, er erreicht bisweilen eine ungeheure Heftigkeit und ist mit kaltem Schweiss, Erbrechen und Symptomen der Prostration und des Collaps verbunden. Die von ihm befallene Person wälzt sich stöhnend hin und her, zeigt grosse Unruhe, welch letztere aber nicht von Fieber, sondern von den überaus heftigen Schmerzen herrühren. Dieselben können nur wenige Minuten oder stundenlang anhalten, doch dauern sie selten länger als 4 oder 5 Stunden. Diese Koliken kehren während ein und derselben Menstruationsperiode, nachdem sie einmal vergangen sind, selten wieder. Nach der Verheirathung treten sie in verschärftem Maasse auf. Bei Frauen, die an diesem Uebel leiden, ist die Sensibilität der Innenseite des Uteruskörpers und, meiner Meinung nach, speziell die des inneren Muttermundes erhöht, was sich durch Berühren mit der Uterussonde nachweisen lässt.

Bei meinen Untersuchungen über den causalen Zusammenhang dieser eigentlichen Dysmenorrhoe mit Sterilität habe ich häufig, jedoch nicht stets, mich von dem Vorhandensein aller dieser Symptome überzeugt. Insbesondere habe ich keinen Fall, wo ein heftiger Schmerz länger als einen Tag dauerte, mit dieser Dysmenorrhoe in eine Rubrik gebracht. Bei allen Untersuchungen über Schmerzen hat man wegen der Unzulänglichkeit der Sprache und der Neigung der Patienten ihre Beschwerden zu übertreiben oder im Gegentheil dieselben als geringfügig hinzustellen, mit den äussersten statistischen Schwierigkeiten zu kämpfen. Ich habe in 332 Fällen, welche ich während der letzten fünf Jahre untersucht und notirt habe, mich möglichst vor Irrthum zu schützen gesucht. Es waren dieses lauter Fälle, wo absolute Sterilität vorhanden war, d. h. alle Frauen, welche jemals abortirt oder in normaler Weise geboren hatten, waren hiervon ausgeschlossen. Von diesen 332 verheiratheten Frauen litten 159 also fast die Hälfte an spastischer Dysmenorrhoe.

Bedauerlicherweise kann ich über die Häufigkeit der Dysmenorrhoe bei fruchtbaren Frauen keine Auskunft geben. Vorläufig kann ich nur, den Werth dieser Lücke unserer Kenntnisse anerkennend, meine Meinung dahin ausdrücken, und zwar im Anschluss an die allgemein gültige Ansicht der Fachleute, dass bei fruchtbaren Frauen Dysmenorrhoe verhältnissmässig selten ist. Der Zusammenhang einer derartigen Neurose mit Sterilität kann nicht unwichtig sein, und ich kann von diesem Gegenstand nicht scheiden, ohne meine Ansicht, dass sie sich auch mit Abort und Fehlgeburt combinirt, auszudrücken.

Durchaus erwogen zu werden verdienen ferner andere mit einander zusammenhängende neurotische Zustände, nämlich das geschlechtliche Verlangen oder Begehren, und die geschlechtliche Lust oder die Befriedigung des Verlangens beim Coitus. Bei Untersuchungen über diesen Gegenstand begegnet man grossen Schwierigkeiten, wie das bei der delicaten Natur der Sache ja erklärlich ist. Die Schwierigkeit liegt darin, dass man dem Patienten verständlich macht, um was es sich eigentlich handelt, und ferner in der Unmöglichkeit, Worte von nicht misszuverstehender Bedeutung, d. h. solche, die in dem Munde verschiedener Personen dasselbe sagen, zu finden. Indess sind diese Schwierigkeiten nicht unüberwindlich und Irrthümer lassen sich nach Möglichkeit durch eine grosse Anzahl von Beobachtungen umgehen.

Geschlechtliches Verlangen und geschlechtliche Lust müssen gesondert betrachtet werden. Denn obgleich sie gewöhnlich verbunden sind, so ist dieses doch nicht immer der Fall. Eine Frau mit gesunden Genitalien kann sexuelles Verlangen, aber keine Geschlechtslust empfinden, oder es kann das Gegentheil stattfinden, und sie mag kein Verlangen haben, dagegen der geschlechtlichen Lust zugänglich sein. Obgleich nun Gravidität und Gebären natürliche Folgen des geschlechtlichen Verlangens und Genusses sind, so besteht doch zwischen diesen und dem Wunsch, Kinder zu haben, wenig oder gar kein Zusammenhang. Der Wunsch nach. Nachkommenschaft mag sehr intensiv sein, während weder sexuelles Verlangen noch Genuss vorhanden ist, und der Wunsch, die Gravidität zu umgehen, mag sehr stark sein, während sowohl geschlechtliches Verlangen als geschlechtlicher Genuss empfunden wird.

Das Verlangen und die Lust können übermässig, rasend, überwältigend sein, ohne ein Frauenzimmer geradezu in Wahnsinn zu versetzen; sie können zeitweilig, mässig sein, und innerhalb der natürlichen Grenzen liegen; sie können schliesslich ganz fehlen. Anstatt der Geschlechtslust kann eine sexuelle Aversion und statt des Wollustgefühls können sich nur Gefühle des Missbehagens und peinlichen Schmerzes geltend machen. An die Stelle des geschlechtlichen Verlangens kann intensive sexuelle Antipathie treten, und an Stelle der Geschlechtslust können die Frauen beim Coitus lebhafte Qualen, ja die höchste Pein empfinden.

Die verschiedenen Abstufungen des geschlechtlichen Verlangens liegen hauptsächlich auf der positiven Seite, sie sind grösser oder geringer. Das Verlangen kann fehlen. Doch hat man nicht selten einen Uebergang von dem Nullpunkt der Indifferenz zur Abneigung oder Antipathie beobachtet, und dieses bei Ehefrauen, ohne dass die Liebe zum Ehemanne etwa Einbusse erlitt. Es ist wohl bekannt, dass das Verlangen zu gewissen Zeiten durch verschiedene Umstände und Mittel gesteigert werden kann; doch hiervon abgesehen, kann es auch spontan zunehmen oder abnehmen. Dies ist ein allgemein verbreiteter Glaube, wovon ich mich häufig durch gleichlautende Aussagen verschiedener Individuen überzeugte Der Einfluss der Gesellschaft und ihrer Vergnügungen, der Diät, mancher Art von Lektüre, des Verkehrs mit Männern ist hinsichtlich der Steigerung sexuellen Verlangens wohlbekannt und wohlgewürdigt, desgleichen ist der entgegengesetzte Einfluss eines vollkommen ascetischen Lebens unbestritten. Das Verlangen mag während des kindergebärenden Alters ohne ersichtliche Ursache grossen Veränderungen unterworfen sein, indem es bald, und zwar jahrelang, positiv ist, bald fehlt oder negativ wird.

Sexuelle Lust darf nicht vollkommen mit sexuellem Verlangen identifizirt werden und verlangt gesonderte Betrachtung. Ihre mannigfachen Abweichungen liegen vorwiegend auf der positiven Seite. Sie kann fehlen. Allein ihre Abweichungen nach der negativen Seite sind höchst merkwürdig.

Die Qual kann geringer oder grösser sein, ja sich bis zu einer unerträglichen Höhe steigern und von einem mehr oder weniger aktiven lokalen Widerstand des Sphincters gegen das Eindringen des Penis, von dem sogenannten Vaginismus begleitet sein. Doch lasse man sich durch die Worte: Qual, Pein, Schmerz, wie sie hier gebraucht sind, nicht irre führen. Ein eigentlicher Schmerz, ähnlich einem durch ein Trauma oder durch eine Neuralgie erregten, oder wie etwa bei Zahnweh wird nicht empfunden. Ein solcher tritt während des Coitus nur dann auf, wenn die Sexualorgane erkrankt sind, hat jedoch mit der hier vorliegenden Frage nichts zu schaffen.

Alle Arten von Schmerz oder Unbehagen beim Coitus werden heutzutage öfters als Dyspareunie bezeichnet; doch möchte ich diesen Ausdruck nur von dem eben abgehandelten Zustand gebraucht wissen. Man könnte meinetwegen diesen Zustand auch einfache Dyspareunie nennen, also die Art, welche nicht mit „gewöhnlichen" Schmerzen verbunden ist. Der Widerwille ist etwas analoges, doch erreicht dieser nie so hohe Grade, wie die Dyspareunie. Ebenso wie der geschlechtliche Genuss alle Genüsse an Intensität übertrifft, kann die Dyspareunie Intensitätsgrade erreichen, welche bei weitem jeden auch den aussergewöhnlichsten Widerwillen in den Schatten stellen. Der Widerwille, den Kinder gegen manche Dinge empfinden, ist oft sehr intensiv und verursacht ihnen gradezu Schmerz. Besonders wenn sie etwas kosten oder etwas einnehmen sollen, ist der Widerstand, den sie dem entgegensetzen, ein unwillkürlicher und schwer zu besiegen, ja oft von Erbrechen begleitet. Ebensowenig nun das, was die Kinder unter solchen Umständen empfinden, Schmerz in gewöhnlichem Sinne genannt werden kann, ebenso wenig ist dies in geschlechtlicher Beziehung bei der Dyspareunie der Fall. Geschlechtlicher Genuss und Dyspareunie unterscheiden sich von dem vermittels des Geschmacks empfundenen Genusse oder Widerwillen dadurch, dass erstere gleichartig sind und in ihrer verschiedenen Intensität durch dieselbe Ursache erregt werden, letztere verschiedenartig und in jedem einzelnen Fall durch verschiedene Sachen hervorgerufen werden.

Der Genuss kann also zwischen der höchsten Intensität und der Indifferenz liegen, und in derselben Weise kann die einfache Dyspareunie von einfacher Indifferenz sich bis zu den höchsten Graden steigern, welche mit Widerstand des Sphincter gegen die Immissio penis, Opisthotonus und fast vollkommener Bewusstlosigkeit verbunden sind. Bemerkenswerth ist nun, dass Frauen oft, ehe eine Cohabitation stattfindet oder versucht wird, keine Ahnung davon haben, dass sie mit einfacher Dyspareunie behaftet sind. Erst nachdem eine solche Cohabitation stattgefunden, fürchten sie die für sie schmerzhafte Berührung der um den Scheideneingang gelegenen Theile. Eine mit dieser Krankheit behaftete Person leidet bei einer ärztlichen Untersuchung sehr grosse, ja manchmal unerträgliche Qualen, dies beweist, dass eben nicht bloss der geschlechtliche Contact schmerzhaft ist.

Der Genuss wird wahrscheinlich nicht direct durch dieselben Ursachen, welche das Verlangen steigern, vermehrt; doch kann man annehmen, dass gesteigertes Verlangen eine Erhöhung des Genusses bedingt, ebenso wie Hunger die durch den Geschmack vermittelten Genüsse steigert.

Der Genuss wird durch Maasshalten vermehrt. durch Uebermass aber verringert, aufgehoben oder in geringe Dyspareunie verwandelt. Es kann die Geschlechtslust ohne ersichtliche Ursache in ihrer Intensität hin- und herschwanken, für kurze Zeit oder Jahrelang verschwinden und ebenso launenhafter Weise wieder erscheinen. Zur Zeit der Verheirathung fehlt sie häufig und entwickelt sich erst während der Ehe. Ist sie bei der Hochzeit gering, so ist der Coitus peinvoll, indem der Schmerz in gewöhnlichem Sinne, nicht der der einfachen Dyspareunie, das Vergnügen überwältigt und verscheucht.

Wollen wir diesen Gegenstand bei niedriger stehenden Thieren verfolgen, so können wir nur mit Hülfe der Analogie unsere Vermuthungen aufstellen; indess ist die Analogie hier so ausgesprochen, dass unsere Vermuthungen einen hohen Grad der Wahrscheinlichkeit, selbst der Gewissheit erlangen. Wir können überzeugt sein, dass Thiere allgemein geschlechtliches Verlangen fühlen und dass dieses normaler- oder natürlicherweise mit Fruchtbarkeit in engem Zusammenhange steht.

Bei Hausthieren oder sonst wohlbekannten Thieren kommt geschlechtliches Verlangen nur in der Brunstzeit zur Beobachtung, in der Zwischenzeit dagegen fehlt nicht nur dieses Verlangen, sondern es ist sogar ein deutlicher Widerwille gegen die Ausübung der sexuellen Funktion bemerkbar. Eine nicht brünstige Hündin wird sich ärgerlich jedem Versuch der geschlechtlichen Annäherung des Männchens widersetzen, während sie zu jeder sonstigen Spielerei sich aufgelegt zeigt. Ueber den geschlechtlichen Genuss der Weibchen niederer Thiere wissen wir recht wenig, doch können wir seine Existenz als sicher annehmen. Bei Männchen haben wir reichliche Beweise von seinem Vorhandensein, woraus wir denn auch auf die Existenz desselben bei den Weibchen schliessen. Nichts ist bei Hunden gewöhnlicher, als was man als Masturbation zu bezeichnen pflegt. Das Vorkommen dieser Modifikation der Geschlechtslust wird, wie man allgemein annimmt, durch Gefangenschaft sehr begünstigt, was durch sehr zuverlässige in zoologischen Sammlungen gemachte Beobachtungen dargethan wird.

Ich weiss nichts Sicheres über den Zusammenhang zwischen Geschlechtslust und Fruchtbarkeit oder Sterilität bei Thieren. Doch haben wir das Zeugniss Darwin's dafür, dass bei Thieren in der Gefangenschaft die Geschlechtslust, zuweilen in übermässig hohem Grade — man hält nämlich sexuelle Unmässigkeit für ein Zeichen der Geschlechtslust — vorkommt, und dass geschlechtliche Excesse oft mit Sterilität verbunden sind. „Affen", sagt er, sich auf den Nine-Year-Report des zoologischen Gartens beziehend, „paaren sich bekanntlich höchst zwanglos; trotzdem fanden während dieser Periode, trotz der grossen Zahl der dort befindlichen Affen unter diesen nur 7 Geburten statt." An einer anderen Stelle sagt er: „obgleich viele Individuen der in dem zoologischen Garten befindlichen Katzenarten sich zur Cohabitation vereinigen, so folgt dieser Vereinigung durchaus nicht immer Conception. In dem Nine-Year-Report wurden viele Arten erwähnt, bei denen man eine Cohabitation 73 Mal beobachtete. Ohne Zweifel muss dieselbe vielmals unbemerkt geblieben sein. Trotz alledem folgten auf diese 73 Cohabitationen nur 15 Geburten."

Bei vielen Thieren findet in der Gefangenschaft keine Cohabitation statt, auch nicht einmal der Versuch dazu, was ein Fehlen der Geschlechtslust bei Männchen wie bei Weibchen anzeigt.

Es ist eine allgemein verbreitete Meinung, dass bei Frauen das Verlangen und der Genuss stets vorhanden sind, oder in jedem Fall durch geeignete Mittel hervorgerufen werden. Diese Meinung beruht auf Erfahrung und ist unzweifelhaft nahezu richtig; jedoch sind Ausnahmen von der Regel zahlreich und sehr wichtig. Es ist ferner eine allgemeine Ansicht, dass das Verlangen und die Lust wesentliche Vorbedingungen für die Fruchtbarkeit sind. Man hat daher in Fällen von Nothzucht, die von Schwangerschaft gefolgt war, letztere als Entlastungsmoment geltend gemacht. Grosse Autoritäten, unter Anderen Ambroise Paré empfehlen als Heilmittel der Sterilität die Erregung heftigen Verlangens durch Kosen und Tändeln.

Ich halte es für nahezu gewiss, dass das Verlangen und die Lust in richtigem oder mässigem Grade höchst werthvolle Mittel zur Beförderung der Fruchtbarkeit sind, nicht in Anbetracht dessen, dass sie an sich anziehend sind, sondern weil zwischen ihnen und der Vollkommenheit anderer Theile des complizirten Befruchtungsmechanismus ein gewisser Zusammenhang besteht. Doch dieses ist nur eine Ansicht, wenn auch in meinen Augen eine sehr wahrscheinliche, denn ich kann für dieselbe keinen bindenden Beweis beibringen, ein Umstand, welcher den Werth meiner Beobachtungen über die Abwesenheit des Verlangens und der Lust bei sterilen Frauen sehr herabsetzt. Eine besonders empfindliche Lücke ist hierbei der Mangel der Kenntnis eines diesbezüglichen Zustandes bei fruchtbaren Frauen. Im Anschluss an die bei unfruchtbaren Frauen gemachte Erfahrung will ich annehmen, dass bei fruchtbaren geschlechtliches Verlangen und geschlechtliche Lust selten fehlen.

Uebermässiges Verlangen ist wahrscheinlich der Fruchtbarkeit nicht förderlich. Es wird hauptsächlich an der Unmässigkeit im geschlechtlichen Genuss erkannt und wird bei schwächlichen schlecht gebauten, bei schwach- und blödsinnigen Individuen, desgleichen bei Thieren in der Gefangenschaft beobachtet.

Maasslosigkeit im Geschlechtsgenuss ist wahrscheinlich ebenfalls der Fruchtbarkeit ungünstig oder geradezu die Ursache der Sterilität. Sie ist jedenfalls von Einfluss bei jungen Individuen, wahrscheinlich auch bei Prostituirten. Unter diesen Umständen kann man aus guten Gründen annehmen, dass die Zahl der Geburten weiblicher Individuen weit über dem Durchschnitt im Verhältniss zu männlichen Individuen ist.

Masturbation weiblicher Personen bedeutet einen unnatürlich gesteigerten Hang zu artificiellem Geschlechtsgenuss. Meiner Meinung nach findet sie sich vorwiegend. bei Kindern und jungen, geistig beschränkten Frauen. Ich bin oft erstaunt über die Kleinheit und mangelhafte Entwicklung der äusseren Theile bei jungen Frauen, welche masturbiren, und nicht selten habe ich bei Frauen mit unvollständig entwickelten oder mangelnden inneren Genitalien einen übermässigen Hang zu geschlechtlichem Genuss beobachtet. In einem Falle fanden sich bei der Sektion nur die Eierstöcke und die Muttertrompeten. Einige Bestätigung findet unsere diesbezügliche Ansicht in Fällen, wie dem von Campbell*) erwähnten. In diesem Falle nämlich ist eine der Masturbation fröhnende Frau einerseits niemals menstruirt worden, andererseits hatte sie neben unentwickelten Genitalien noch eine dermoidale Ovarialcyste. Aran Lecons Cliniques sur les Maladies de l'Utérus p. 89, beschreibt einen Fall, wo dieses Laster bei einer jungen Frau, welche phthysisch zu Grunde ging, eine Schrecken erregende Höhe erreichte, und bei der der Uterus und Anhänge eine mangelhafte Entwicklung zeigten. Kussmaul, „von dem Mangel u. s. w. der Gebärmutter S. 74," weist auf den Zusammenhang zwischen Masturbation und Nymphomanie einerseits und mangelhafter Entwicklung des Uterus und der Genitalien andererseits hin. Schliesslich erwähnt Joulin, „Accouchements p. 138" einen von Vaddington beschriebenen Fall, wo Mangel des Uterus und übermässiger Geschlechtstrieb mit einander verbunden waren.

Der vollständige Mangel des Geschlechtstriebs oder der Geschlechtslust oder eines von Beiden, das Vorhandensein von intensiver sexueller Antipathie und die Dyspareunie sind nicht nothwendig Ursache der Sterilität. Es ist gar nichts Seltenes, dass Frauen schwanger werden und gesunde Kinder gebären, bei denen in unzweideutigster Weise der Trieb und die Lust fehlen, ja bei denen selbst das Gegentheil von Beiden vorhanden ist. Doch die folgenden statistischen Angaben machen es höchst wahrscheinlich, dass Abwesenheit des Geschlechtstriebs und der Geschlechtslust und das Vorhandensein ihres Gegentheils einen ganz entschiedenen causalen Einfluss auf die Sterilität haben.

In dieser statistischen Uebersicht ist nicht angegeben,

---

*) „Memoir on Extra-uterine gestation" p. 30.

was in jedem einzelnen Fall vorhanden war, nämlich, ob der Trieb vorhanden war, während der Genuss fehlte, oder, was verhältnissmässig selten ist, ob Genuss vorhanden war, während der Trieb fehlte. Die beobachteten Fälle betrafen lauter absolut sterile Frauen, von denen die Mehrzahl mich wegen ihrer Sterilität consultirte. Unter 191 sterilen Frauen fehlte bei 39 der Geschlechtstrieb, das ist circa unter 4 bei einer. Unter 196 von denselben mit Sterilität behafteten Frauen, fehlte bei 62, oder etwa unter dreien bei einer die Geschlechtslust. Diese Zahlen zeigen, dass viele sterile Frauen zwar den Trieb hatten, aber keinen Genuss empfanden. Nicht zeigen sie, was nichts desto weniger wahr ist, dass bei mancher Genuss vorhanden war, wo der Trieb fehlte.

Tafel XXIII.

Tabelle des Geschlechtstriebes und des geschlechtlichen Genusses bei sterilen Frauen.

Alter zur Zeit d. Hochzeit.	Zahl	Geschlechtstrieb.			Geschlechtlicher Genuss		
		Vorhand.	Fehlt	Nicht bekannt	Vorhand.	Fehlt	Nicht bekannt
15—19	59	18	4	37	15	8	36
20—24	220	78	18	124	69	27	124
25—29	134	35	12	87	31	18	85
30—34	59	16	3	40	14	5	40
35—39	23	3	1	19	3	3	17
40—45	9	2	1	6	2	1	6

Ich glaube nach Allem, was ich weiss und beobachtet habe, ganz entschieden und möchte dieses auch als theoretische Behauptung aufstellen, dass während gesunde, normal entwickelte Frauen einen Ueberfluss sexueller oder reproduktiver Energie für die Fortpflanzung haben, manche vollkommen oder theilweise sterile Frauen einen Mangel in einem oder dem anderen Punkte der sexuellen Energie haben, und dass

Uebermass oder Mangel in einem Punkte mit Mangel und Uebermass in einem anderen Punkte verbunden sein kann.

Es scheint fast, dass bei Frauen mit mangelhaft entwickelter „reproductiver Energie", Uebermaass in einer Richtung durch Mangel in einer anderen wieder ausgeglichen wird und vice versa, indem die originale Energie nur in beschränktem Masse vorhanden ist. Als Illustration hierfür möge eine bemerkenswerthe Klasse von Fällen erwähnt werden, deren charakteristische Merkmale hinreichend durch Darlegung eines Falles erkannt werden dürften. — Ein kräftiges, gesundes Frauenzimmer heirathet im Alter von achtzehn Jahren. Sie gebärt drei Kinder und hat vier Fehlgeburten, ehe sie das Alter von 23 Jahren überschritten hat. Bis zur Geburt ihres letzten Kindes und während der folgenden fünf Jahre empfindet sie weder Geschlechtstrieb noch geschlechtlichen Genuss. Fünf Jahre nach ihrer letzten Schwangerschaft stellen sich urplötzlich Geschlechtstrieb und Geschlechtslust ein, doch bleibt sie während weiterer vier Jahre steril, bis sie schliesslich ärztliche Hülfe gegen die Sterilität in Anspruch nimmt. Also: Fruchtbarkeit ist vorhanden, während der Geschlechtstrieb und die Geschlechtslust fehlen und wiederum ist, während beides eingetreten ist, Sterilität vorhanden.

Prophylaxis und Therapie.

Im Alterthum sowohl, wie in der Neuzeit, ist die Sterilität der Gegenstand eines grossen Interesses und vieler Studien und Untersuchungen gewesen. Ebenso wie zu allen Zeiten der Landwirth, der Gärtner und der Züchter nach Reichthum

gestrebt haben, ebenso hat das Verlangen nach Nachkommenschaft Männer wie Frauen stets erfüllt. Doch zu keiner
Zeit hatte der Gegenstand mehr Bedeutung als in der
Gegenwart, denn das Wachsthum der Wissenschaft und die
Neiguug zu kühnen Spekulationen bringt jetzt eine Reihe
von Männern von bewährter geistiger Tüchtigkeit in den
Vordergrund, welche sich mit diesem Thema, nicht um Geld-
gewinn oder aus Wunsch nach Nachkommenschaft, sondern
aus Wissensdurst, beschäftigen.

Solchen Männern offenbart die Natur ihre Geheimnisse,
und wenn diese zur Verbreitung der Wahrheit beitragen, so
kann die Wissenschaft mit Recht darauf stolz sein.

Eine richtige, wenn auch leider noch unvollständige
Theorie der Sterilität, ist für die medizinische Praxis von
grosser Wichtigkeit. Tausende von Frauen suchen nach
Heilung, wie sie es nennen. Darum sollten also diejenigen,
welche von ihnen um Rath angegangen werden, sich zum
Bewusstsein bringen, wie sie dem ihnen entgegengebrachten
Vertrauen entsprechen könnten. Je grösser der Schatz von
Kenntnissen ist, über den ein Arzt verfügt, desto besseren
Rath wird er ertheilen können. Und wenn auch das An-
wachsen der Kenntnisse direct oder durch Zerstörung von
Illusionen den Glauben an Heilmittel. vernichtet, so wird
trotzdem auf diese negative Weise der Werth des ertheilten
Rathes erhöht. Brodie sagt von John Hunter, dass er
dadurch, dass er uns gelehrt hat, wann wir in den Verlauf
eines Prozesses nicht eingreifen sollen, weit mehr zur Förderung der Heilkunst beigetragen hat, als alle Erfinder von
Heilmitteln, die ihm vorangingen.

Alles bisher in diesen Vorlesungen Abgehandelte, weist
auf ein Gesetz der Sterilität hin, welches bisher noch nicht
deutlich formulirt worden ist: doch kann man hoffen, dass
man dem Ziele ebenso durch Untersuchungen, wie sie hier

beschrieben sind, als durch genauere Erforschung der reproduktiven Organe, mit Einschluss des dazu gehörigen Theils des Nervensystems, näher kommen wird.

Mangelnde reproductive Energie oder Mangel der sexuellen Potenz ist ein zu vager Begriff, um irgend Jemand zufrieden zu stellen; es ist eine ziemlich allgemeine Vorstellung. Indess umfasst sie alle unsere Kenntniss, die wir über Sterilität besitzen. Dieser allgemeinen Vorstellung widerspricht natürlich keine bekannte Thatsache.

Doch ist sie schattenhaft, wie ein Geist, und es wäre schwierig, durch etwas ihre materielle Realität auf die Probe zu stellen. Denn gleich einem Geiste kann sie von einem Schwerte, ohne irgend welchen Schaden zu nehmen, getroffen werden. Mangelhafte reproductive Energie offenbart sich, wie man glaubt, in allen den Umständen, welche bei Pflanzen, Thieren und Menschen Sterilität hervorbringen oder begleiten. Bei Frauen zeigt sie sich als absolute oder relative Sterilität, als übermässige oder als mangelhafte Produktion, welche letztere als Abort, Fehlgeburt, als krankhafte Schwangerschaft auftritt oder sich in der Geburt von Kindern manifestirt, welche krank oder schwer aufzuziehen, oder für eine bestimmte Art von Krankheiten während ihres extrauterinen Lebens praedisponirt sind. Mangelhafte reproduktive Energie darf nicht als substantielle Krankheit mit spezifischem Charakter, spezifischem Verlauf und mit einer eigenen Therapie betrachtet werden. Sie ist vielmehr Allgemeinaffektion (konstitutionelle Affektion), welche nach den obwaltenden Umständen eine ganze Bevölkerung oder bestimmte Klassen ergreifen kann. Hohe oder niedere Temperatur kann eine ganze Bevölkerung steril machen; überreichliche oder unzureichende Nahrung zu frühzeitige oder zu späte Heirath kann Ursache der Sterilität bei bestimmten Klassen innerhalb einer Bevölkerung sein. Sterilität als Ausdruck mangelnder reproduktiver

Energie ist eine Unvollkommenheit, welche keine fassbaren, keine messbaren Eigenschaften besitzt, wie sie sich etwa am Zwerg zeigt, sondern besteht eben in mangelnder oder behinderter, respective wie unvollkommen ausgeübter Funktion.

Die Betrachtung der Hauptursachen der Sterilität, wie sie sich in ihrer Einwirkung auf ganze weibliche Bevölkerungen oder Klassen zeigen, macht es nahezu wahrscheinlich, dass lokale Ursachen, mögen sie der Conception hinderlich oder der Gravidität oder dem intrauterinen Leben ungünstig sein, einen sehr geringen Spielraum haben.

Derartige lokale Ursachen haben, da sie sich zunächst einzelnen Individuen gegenüber geltend machen, ein mehr klinisches Interesse. Denn man hat nie geglaubt, und noch viel weniger bewiesen, dass sie irgend welchen, wenn auch nur zufälligen Zusammenhang mit jenen grossen, innerhalb weiterer Grenzen wirkenden Ursachen haben. Bei der Entstehung des Gebärmutterkrebses mögen bald mehr allgemeine Ursachen, wie Alter und eine grosse Anzahl von Geburten, bald mehr spezielle, lokale Ursachen, wie die sogenannte Ulceration des cervix uteri und unzweckmässige Behandlung der Geschlechtstheile wirksam sein. Und zwar können diese speziellen Ursachen den weiblichen Individuen einer ganzen Bevölkerung oder ganzer Klassen im Allgemeinen wenig Schaden bringen, während sie bei einzelnen Personen die grösste Bedeutung erlangen.

Bei Frauen sind nun die hauptsächlichen und am besten erkannten Ursachen resp. Begleiterscheinungen der Sterilität: zu jugendliches Alter oder geschlechtliche Unreife, zu hohes Alter oder geschlechtliche Ueberreife, Dysmenorrhoe und krankhaft alterirter Geschlechtstrieb und Geschlechtslust. Unter diesen ist der Einfluss des Alters am meisten dargethan und steht für die Geltendmachung der Prophylaxis am meisten zur Verfügung.

Wie bei constitutionellen oder bei epidemischen Krankheiten, so ist auch bei dieser Krankheit der Vorteil, den man durch die Prophylaxe erlangt, ein unendlich grösserer, oder kann es unter Umständen sein, als der vermittels der Therapie erreichte, und zwar gleichgültig, ob es sich um eine ganze Bevölkerung, um eine Klasse oder ein Individuum handelt. Doch besteht der Vorzug der Prophylaxe zum Theil darin, dass die durch dieselbe erreichten Vortheile mehr einer ganzen Bevölkerung oder Klasse als einzelnen Individuen zu Theil werden.

Die Prophylaxis kann zum Theil ihren Einfluss dahin geltend machen, dass Heirathen unreifer oder zu alter Frauenspersonen verhindert werden, d. h. sie kann bewirken, dass Frauenzimmer im heirathsfähigen Alter d. h. denjenigen, welches für die Verheirathung das geeigneteste ist hinsichtlich der Fruchtbarkeit, der Aufziehung gesunder Kinder und des Wohlbefindens der Mutter, sich vermählen.

Dieses Alter liegt, wie man genau erkannt hat, im Durchschnitt nicht unterhalb zwanzig und nicht über fünfundzwanzig Jahren.

Bei der Züchtung von Hausthieren und von Thieren in der Gefangenschaft kann der Mensch leicht und unbeschränkt, abgesehen von der Beschränkung, die ihm die Rücksicht auf seinen Vortheil auflegt, seinen Einfluss geltend machen. Anders verhält es sich, wo Frauen in Betracht kommen. Diese geniessen eine ziemlich weitgehende Freiheit, doch ist sie mehr oder weniger von Rücksichten socialer und moralischer Art gebunden, von den Vorschriften der Religion und der Sitte beeinflusst. Diese Schranken und Rücksichten verringern die Wirkungssphäre des ärztlichen Rathes. Doch kann er im allgemeinen sehr viel Gutes stiften, indem er zur Beförderung der allgemeinen Kenntniss der Folgen, welche

Heirathen unter verschiedenartigen Bedingungen haben, beiträgt. —

Die gegenwärtigen Gesetze Englands gestatten, dass Heirathen in einem sehr frühen, einem zu frühen Alter stattfinden, und legen, was ohne Zweifel sehr weise ist, späten Heirathen kein Hinderniss entgegen. „Ohne Rücksicht auf die Gesetze der Physiologie", bemerkt Major Graham, „oder des gesunden Menschenverstandes kann ein Mädchen, was allerdings gegenwärtig selten geschieht, mit zwölf, ein Knabe mit vierzehn Jahren nach den Gesetzen Englands heirathen. Doch wird in bestimmten Fällen, wo eine Partie das Alter von 21 noch nicht erreicht hat, die Zustimmung der Eltern respective Vormünder verlangt, und ist verhältnissmässig die Zahl der Mädchen oder jungen Leute, welche unter 20 Jahren heirathen, glücklicherweise eine geringe" „Das Alter für das Heirathen", fügt er hinzu, „lässt sich direkt nicht durch Gesetze fixiren. Doch übt in dieser Beziehung die Gesetzgebung, indem sie die unterste Grenze des heirathsfähigen Alters und das Alter, mit dem die Grossjährigkeit anfängt, festsetzt, einen bedeutenden Einfluss, direkt auf eine grosse Anzahl der Bevölkerung, indirekt auf die gesammte Bevölkerung, aus.

Es bürgert sich jetzt die Sitte oder Mode ein, nicht unter dem majorennen Alter zu heirathen. So heiratheten in England im Jahre 1851 9 Tausend Personen im Alter zwischen 20 und 21 Jahren, während in den nächsten 4 Jahren 139 Tausend im Alter von 21 zu 25 Jahren heiratheten. In Frankreich beginnt die Grossjährigkeit mit dem 25. Jahre, und dieses Alter trennte nach dem römischen Recht die Grossjährigen von den Minderjährigen. Eine zu hoch festgesetzte Grenze der Grossjährigkeit, oder, was praktisch dasselbe ist, das niedrigste Alter zur Eheschliessung wird in unendlich vielen Fällen die Heirath überhaupt verzögern. Dies dürfte sich bei einer genaueren Untersuchung, wenigstens theilweise, als Ursache für die verhältnissmässig geringe Zahl von Kindern, welche bei Heirathen in Frankreich vorkommen, erweisen. Die Gesetzgebung hat demnach die Macht, durch Erhöhung oder Herabsetzung der Altersgrenze für die Grossjährigkeit einen beträchtlichen Einfluss auf die Bevölkerung auszuüben."

Diese an sich werthvollen Bemerkungen Grahams bezeichnen den Standpunkt, den ein Staatsmann in dieser Beziehung einnimmt. Das Gesetz über die Grossjährigkeit übt ohne Zweifel einen grossen Einfluss aus, und vermittels desselben vermag der Staat auf das Alter zur Eheschliessung bestimmend einzuwirken. Doch sind die Gesetze der Liebe, der persönlichen Interessen und sociale Rücksichten bei weitem mächtiger.

Die Sterilität bei naher Verwandtschaft, bei Heirathen unter Blutsverwandten wird allgemein, obgleich bei den Menschen keineswegs nachgewiesen, als gewöhnlich oder selbstverständlich angenommen. Dieselbe bildet, was wörtlich ein Widerspruch ist, eine ererbte Sterilität; sie dokumentirt sich nach dem allgemeinen Glauben nicht nur durch absolute Sterilität und ihre Begleiterscheinungen, sondern auch durch Erzeugung von blödsinnigen und missgestalteten Kindern. Die Kenntniss der gefährlichen Folgen von Heirath und von Ehen unter Blutsverwandten kann unzweifelhaft zur Verhütung der Sterilität recht bedeutend beitragen, doch nicht in dem Maasse, wie es eigentlich sein sollte.

Auf eine besondere Art der Sterilität, welche von einer geheimnissvollen Unzulänglichkeit je zweier Betheiligten für einander abhängt, wie sich das in dem Verhältniss zwischen Augustus und Livia, Napoleon und Josephine manifestirte, ist bereits hingewiesen worden.

Fälle, wie die folgenden, sind nicht so selten, und ich habe deren in der That mehrere beobachtet. Ein Mann heirathet nacheinander drei kinderlose Wittwen und zeugt mit jeder von ihnen Kinder. Eine Frau verheirathet sich, und zwar innerhalb des geschlechtlich reifen Alters, hinter einander mit drei Männern, zeugt aber nur mit einem von ihnen Kinder. Wenn nun solche Fälle etwas sehr Seltenes wären, so würde ihnen wenig Bedeutung beizumessen sein. Sie sind aber so häufig, dass sie zur Kenntniss sehr vieler Menschen, welche eben zu beobachten verstehen, gelangen. Eine so geartete Sterilität können wir nicht voraussehen oder verhüten. Es vereinigen sich Religion, Moral und Gesetz, um das Heilmittel, welches in einer neuen Ehe bestände, zu verhindern. Unglücklicherweise jedoch giebt es unter grösseren Bevölkerungsklassen — hauptsächlich wie mir gesagt wurde, in Wales, in einigen Theilen Schottlands und der Schweiz — einen Brauch, welchen die lokale Sitte gestattet, der sehr oft zahlreiche Illustrationen zu dieser gegenseitigen Unzulänglichkeit darbietet. Diese Sitte der Zuhälterschaft, welche man „bundling" oder „handfasting" an Ort und Stelle nennt, besteht darin, dass Eltern oder Vormünder die Cohabitation ihrer Töchter mit einem bestimmten auserwählten Manne unter der Bedingung gestatten, dass, wenn die Betreffende schwanger wird, das Verhältniss in eine legale Ehe umgewandelt werden soll. Ein Frauenzimmer, welches nun steril bleibt, kann von ihrem Zuhälter verlassen werden und sich einem anderen anschliessen, mit dem das Resultat ein anderes ist. Doch braucht man nicht anzunehmen, dass man bei der Wahl des einen oder des anderen Zuhälters stets gerade die Fruchtbarkeit im Auge hat.

In alten Zeiten waren viele Mittel zur Verhütung der Sterilität bekannt. Die meisten derselben, welche damals gelehrt wurden, sind auch heut noch im Gebrauch. Doch

wurde wenig in Bezug auf die Therapie geleistet. Die Lehre
von der Zeugung war nur wenig entwickelt, und ihre wesentlichen oder elementaren Bedingungen waren ganz unbekannt.
Als man glaubte, dass gewisse Winde die Sterilität hervor-
riefen, und dass Befruchtung durch eine aura seminalis veranlasst würde, konnte natürlich von einer rationellen Therapie
nicht die Rede sein. Selbstverständlich also erscheinen uns
die damals gegen die Sterilität angewandten Mittel lächerlich
und phantastisch.

In neuerer Zeit hat die Lehre von der Zeugung verhältnissmässig grosse Fortschritte gemacht. Die Nothwendigkeit der physischen Vereinigung der weiblichen und männlichen
Elemente wird anerkannt; doch darf man füglich bezweifeln,
dass die heutige Therapie der Sterilität viel rationeller
ist, als die des Alterthums, da die Gesetze der Sterilität
ohne sonderlichen Erfolg Gegenstand der Untersuchung gewesen sind. Hauptsächlich sind wir vollkommen im Unklaren darüber, wie die Spermatozoen nach den Muttertrompeten gelangen. Während der letzten dreissig Jahre hat
die Gynaekologie intensiv und extensiv an Vollkommenheit
gewonnen, natürlich hat auch die Lehre von der Sterilität
als ein Theil derselben Fortschritte gemacht, die jedoch
nicht befriedigend sind, da sie auf keiner sicheren Grundlage
ruhen. Trotzdem hat die Therapie der Sterilität, ungeachtet der
geringen Kenntniss der Sterilität bei Frauen und besonders des
Theiles derselben, welcher praktische Verwendung finden
könnte, grosse Ausdehnung erreicht. Wie in anderen Theilen
der allgemeinen Therapie, so hat sich auch hier ein grosser
Mangel an Logik offenbart, indem man das post hoc mit dem
propter hoc zusammenwarf, das Zusammentreffen als Folge
auffasste. Die Leichtgläubigkeit der Patienten wie auch der
Aerzte gaben die Basis für eine nutzlose und oft schädliche

Behandlung ab. Es ist kaum übertrieben, wenn man sagt, dass sich in den neueren Werken über Sterilität vollkommene Ungewissheit und Unkenntniss der Gesetze der Fruchtbarkeit offenbart. Man betrachtet jedes Frauenzimmer von 15 bis zu 45 Jahren als durchaus fähig, Kinder zu zeugen. Ist sie steril, so beginnt man sogleich mit einer Kur. Kommt dann noch kein Kind, so schiebt man die Schuld nicht auf die natürlichen Umstände, sondern auf den Arzt. Der Ruf der Fähigkeit in der Behandlung der Sterilität wird so aufgefasst, als ob er auf substantiellen Grundlagen beruhte.

In den meisten Fällen basirt die Behandlung der Sterilität auf der Theorie, dass den Spermatozoen die Passage zum Ei durch Hindernisse verlegt worden sei. Man nimmt, ohne dass thatsächliche Beweise vorliegen, das Vorhandensein von Stricturen an, man ist der Ansicht, dass Versionen und Flexionen des Uterus den Verlauf des Genitalkanals unterbrechen und dadurch die Fortbewegung der Spermatozoen verhindern; man glaubt, dass die letzteren durch Cervicalkatarrh, theils durch die mechanische, theils durch die chemisch-topische Wirkung desselben aufgehalten werden, und dies alles, wie gesagt, ohne dass genügend beweisende Thatsachen vorliegen. Und solche wirklich oder scheinbar vorhandene Uebel sind Gegenstände der Behandlung. Vor allem hat die mechanische Obstruktions-Theorie, weil sie so sehr einfach und einleuchtend ist, das Fach- wie Laienpublikum für sich eingenommen. Man hat denn auch daraufhin viele Operationen erfunden, viele Operationen zweckentsprechend modificirt, mannigfache Instrumente konstruirt, um diese mechanischen Hindernisse zu beseitigen. Die Theorie stützte sich wirklich auf rationelle Grundlagen. Denn thatsächlich kommt, wie bereits gezeigt, die spastische Art der Dysmenorrhoe häufig gleichzeitig mit der Sterilität vor. Auch ist die Annahme, dass das Hinderniss, welches

Sterilität durch Behinderung des Eindringens des Samens hervorruft, dasselbe ist, welches Dysmenorrhoe erzeugt durch Behinderung des Austrittes des Menstrualblutes, oder vice versa, sehr plausibel. Diese Theorie wurde dadurch noch mehr gestützt, dass man zuweilen nach Beseitigung der Dysmenorrhoe auch die Sterilität verschwinden sieht.

Indess haben der übergrosse Eifer, mit dem diese mechanische Theorie der Sterilität gepflegt wurde, und die verschiedenartige Behandlung, welche sie erfahren hat, zu ihrem gegenwärtigen Verfall geführt. Man richtet seine Aufmerksamkeit jetzt weniger auf die Conception als auf andere Punkte der Lehre von der Fruchtbarkeit. Hauptsächlich und zwar mit Recht stellt man die Schwierigkeit der naturgemässen Einleitung und der normalen Fortsetzung der Gravidität ganz besonders in den Vordergrund. Der beginnende Verfall der mechanischen Theorie ist durch den Eindruck veranlasst, welchen die ganz unverhältnissmässige Häufigkeit des Misslingens der Kur gegenüber einigen gelungenen Heilversuchen hervorgerufen hat.

Selbst die sterilen Frauen sehen ein, dass wenn diese Theorie richtig wäre, die Art des Heilverfahrens eine leichte und selbstverständliche sein würde, und sie könnten ferner sehen, dass das Fehlschlagen dieses sogenannten Heilverfahrens für den Bestand der Theorie schädlich, ja geradezu verhängnissvoll sein würde. Dadurch, dass wir die mit der Gravidität verknüpften Schwierigkeiten als wichtig in den Vordergrund stellen, werden wir, da diese etwas schwer verständlich sind, keinen solchen Enthusiasmus hervorrufen, wie dieser der obstruktiven Theorie zu Theil wurde. Denn die Aerzte, welche von diesem Gesichtspunkte ausgehen, können ihren vertrauensvollen Patienten nicht ebenso brillante Erfolge versprechen. Trotzdem ist diese neue Ansicht gegenüber der alten, mechanischen ein grosser Fortschritt in praktischer Beziehung zu nennen.

Diese Richtung in der Lehre von der Sterilität ist besonders in Deutschland gepflegt worden, und Grünewaldt aus St. Petersburg ist der erste Vertreter derselben. In Anerkennung der Wichtigkeit seines Werkes will ich mir gestatten, mich auf dasselbe zu beziehen, um die Unvollkommenheit dieser Richtung selbst in ihrer vollkommensten Ausbildung darzuthun. Grünewaldt betrachtet Sterilität niemals als eine wirkliche Krankheit, sondern als das Symptom einer solchen. „Die Natur", sagt er, „hat der Zeugungsfähigkeit des Weibes keine anderen Schranken gesetzt, als die, welche durch die natürlichen Veränderungen, welche die Sexualorgane im Alter erleiden, bedingt sind." Nach ihm ist die Sterilität eine der häufigsten Funktionsstörungen, welche durch Erkrankung der weiblichen Sexualorgane veranlasst wird. In diesen Ansichten und in seinem ganzen Werk wird stillschweigend vorausgesetzt, dass Sterilität durch Erkrankung der Sexualorgane, insbesondere durch Endometritis, Mesometritis, Perimetritis und Parametritis bedingt wird. Die Schwierigkeiten der Conception haben nach ihm eine nur geringe Bedeutung gegenüber den Störungen der wichtigeren vitalen Prozesse der Gravidität. Diese Störungen aber betreffen vorwiegend die Gewebe des Uterus.

Es wäre eine unnütze Wiederholung dessen, was ich bereits abgehandelt habe, wenn ich mich drauf einliesse, zu zeigen, wie lückenhaft und unvollkommen die Theorie der Sterilität ist, welche dieselbe aus lokalen Störungen oder Krankheiten herleitet, mögen dieselben der Conception ungünstig oder dem natürlichen Verlauf der Gravidität hinderlich sein. Zusammengenommen haben eigentlich die Obstructionstheorie und die Grünewaldt'sche nur auf ein kleines Gebiet der Sterilität Bezug, ein Gebiet, welches nur eine zerstreute und geringe Zahl von Einzelerkrankungen umfasst, denen von den Anhängern der Obstructionstheorie eine übergrosse Bedeutung beigemessen wird.

In der Obstructionstheorie und der Grünewaldt'schen findet die Art der Prophylaxe, welche wir als die wesentlichste und wichtigste bezeichnet haben, keinen Platz. Auf der anderen Seite eröffnen sie der Thätigkeit des Arztes ein grosses, ja fast unbegrenztes Feld. Allein die Häufigkeit der misslungenen Heilversuche hat die Therapie der Sterilität bei vielen, ja wahrscheinlich bei den meisten Fachleuten in einen so schlechten Ruf gebracht, dass die Frage gestattet ist: ist überhaupt eine Heilung der Sterilität möglich?

Doch zuvor müssen wir eine andere wichtige Frage beantworten, sollte Sterilität, wie man sich ausdrückt, geheilt werden? Dass sie wenigstens im Interesse der Allgemeinheit verhütet werden sollte, darüber hege ich keinen Zweifel. Doch betreffs dieses Punktes, der eigentlich für Staatsmänner und Nationalökonomen ein sehr hohes Interesse hat, will ich mich unbefugter Weise nicht einmischen. Meine Ansicht geht also dahin, dass womöglich die Sterilität geheilt werden sollte. Doch liessen sich wenigstens in vielen Fällen Gründe für die Unzulässigkeit der Einleitung eines Heilverfahrens beibringen. Denn aus den Gesetzen der Sterilität geht hervor, dass, wenn sie, wie man sagt, geheilt wird, verschiedene gefährliche Folgen einzutreten pflegen, wie krankhafte Gravidität, Abort, Fehlgeburt, schwächliche Kinder, überreichliche Nachkommenschaft, Tod der Mutter und Aehnliches.

Allein ein Arzt hofft gewöhnlich, durch angemessene Behandlung seine Patientin und ihren Sprössling ungefährdet an allen diesen Klippen vorbeizubringen. Wir fühlen vor der Hand keine Neigung, mit ihm wegen einer möglichen

Ueberschätzung derartiger „rationeller" Voraussetzungen zu rechten.

Man wird wohl zugeben, dass auch der Name selbst tüchtiger und erfahrener Aerzte uns nicht bewegen darf an die Wirklichkeit sogenannter Heilungen zu glauben. Beständig stösst man auf Beispiele von übertriebener Leichtgläubigkeit, welche Heilungen von jungen Frauen zwischen 20 und 25 Jahren, die noch nicht drei Jahre lang verheirathet waren, zum Gegenstand haben. Denn es ist sehr gewöhnlich, dass heissblütige junge Frauen sich schon so frühzeitig dem Glauben überlassen, dass sie mit Sterilität behaftet seien, und dass sie gegen dieses schreckliche Schicksal ärztliche Hülfe in Anspruch nehmen müssten. Doch kommt eine Heilung der Sterilität unzweifelhaft vor, und der folgende Fall beweist ihre Möglichkeit. Die Gültigkeit dieses Beweises wird nicht angezweifelt werden, wenn ich hinzufüge, dass derartige Fälle, wenngleich selten, doch zahlreich genug sind, um schon, abgesehen von anderen Umständen, durch ihre blosse Zahl die Verwechselung eines zufälligen Zusammentreffens mit einer ursächlichen Wirkung auszuschliessen.

A. B— verheirathete sich mit 20 Jahren, menstruirte regelmässig seit ihrem 13. Jahre und hatte während des grössten Theils ihres Lebens an ziemlich unbedeutender Dysmenorrhoe gelitten. Sie war nie schwanger gewesen. Ihre inneren Genitalien waren bis jetzt nie Gegenstand der Behandlung gewesen. Erst jetzt, 22 Jahre nach der Hochzeit, wurde der cervix mit Bougie in der gewöhnlichen Weise behandelt. In ihren ehelichen und sonstigen Gewohnheiten zeigten sich keine Veränderungen. Da wurde sie plötzlich nach der erwähnten Behandlung schwanger und gebar im Alter von 42 Jahren ein lebendes gesundes Kind. Bis jetzt, 5 Jahre nach der Geburt, ist eine neue Gravidität noch nicht eingetreten.

C. D — heirathete mit 19 Jahren, menstruirte vom 13. Jahre an und empfand regelmässig an jedem ersten Tage Schmerzen, die nur kurze Zeit andauerten.

Während der ersten 15 Jahre ihrer Ehe war sie nie schwanger. Auf den Uterus ist in verschiedener Weise einzuwirken versucht worden. Der Cervix wurde ihrem Wunsche gemäss zum ersten Male bougiert. Es traten keine Veränderungen in ihren ehelichen oder sonstigen Gewohnheiten ein. Bei dem Wiederstattfinden der Cohabitation wird sie, nachdem zwei Monate seit der Behandlung verflossen sind, schwanger und gebärt, 35 Jahre alt, ein gesundes Kind. Es sind seitdem 3 Jahre verstrichen, und sie ist während dessen 3 Mal schwanger gewesen.

Jedoch ist es wünschenswerth, dass man weiter gelangt, als bloss zu beweisen, dass Heilung möglich, ja dass sie erreicht worden ist. Ich meine nun, dass das beste Heilmittel gegen die Sterilität oder gegen die relative Sterilität in der Verbesserung des allgemeinen Gesundheitszustandes besteht. In Bezug auf Pflanzen ist der Werth der Umgrabung und der Düngung wohlbekannt, ebenso der Werth einer zweckmässig modifizirten Besonnung, desgleichen der Werth oder vielmehr die Nothwendigkeit guter Luftzufuhr, jedoch nicht der Luft grosser Städte. Die Verwendung und Benutzung dieser Dinge wirkt nun sicherlich, wenn sie vorher entbehrt wurden, heilsam gegen die Sterilität. Die Heilung wird manchmal ebenso, wie z. B. bei der Versetzung von Apfel- oder Birnbäumen von schattiger Stelle an sonnige Plätze Veränderung des Laubes und des Wachsthums des Stammes eintreten, von Veränderungen begleitet, welche eine Verbesserung des allgemeinen Gesundheitszustandes ersichtlich machen. Doch braucht auch die gelungene Heilung nicht immer mit anderen augenscheinlichen Zeichen eines verbesserten Gesundheitszustandes verbunden zu sein. Denn manche Bäume in London, welche steril sind, bieten den Anschein vollkommener Gesundheit und üppiger Kraft. Wenn dieselben nun in eine frischere Atmosphäre versetzt würden, so würden sie ohne Zweifel ihre Fruchtbarkeit wieder erlangen, ohne dass sich ihr Aeusseres wesentlich verbessern könnte. Auch bei Thieren lässt sich in ähnlicher Weise der Einfluss des allgemeinen Gesundheitszustandes nachweisen.

Unzureichende Nahrung vermindert die Fruchtbarkeit des Geflügels oder hebt dieselbe auf. Das Aguti würde zweifellos, aus der Gefangenschaft befreit und seinen natürlichen Lebensgewohnheiten wiedergegeben, gesunde Junge anstatt todter oder missgestalteter hervorbringen; unter ähnlichen Umständen würden Löwinnen Junge ohne gespaltenen Gaumen werfen.

Was nun die Frau betrifft, so ist die Wiederherstellung oder die Verbesserung des allgemeinen Gesundheitszustandes mit so verschiedenartigen Umständen verknüpft, dass hier die Therapie, welche nebenbei ebenso sehr in das Gebiet der inneren Medicin als in das der Gynaecologie fällt, einen recht schweren Stand hat. Doch darf nicht unerwähnt bleiben, dass gewisse Mittel empfohlen worden sind und auch viel gebraucht werden, wie die Heilquellen und Bäder Deutschlands. Diese sind sehr verschiedener Art. Schwalbach, Spaa, Franzensbad, Elster*), Ems und Marienbad geniessen in dieser Beziehung ein grosses Renommée. Dass sie öfters einen Nutzen zeigen, bezweifle ich nicht; ebenso wenig als ich bezweifle, dass Reiten, welches Boerhaave gegen den Abort empfahl, manchmal auch dagegen nützlich sein kann.

Man könnte einwenden, dass „allgemeiner Gesundheitszustand" ein zu vager Begriff sei und dass es einfach besser wäre, seine Unwissenheit einzugestehen, als aus demselben ein so wichtiges und einschneidendes Resultat, wie es die Sterilität ist, herleiten zu wollen. Es könnte mit Recht

*) Anm. des Uebers.

geltend gemacht werden, dass die grosse Masse steriler Frauen den Anschein vollkommener Gesundheit darbieten. Die Schwierigkeit dieser Frage ist von Darwin wohl hervorgehoben worden an einer Stelle, welche ich bei der Betrachtung über die Ursachen der Sterilität bei Thieren anführte. Alles in Allem, denke ich aber, ist es am besten, in Anbetracht der gegenwärtigen Unvollkommenheit unserer Kenntnisse die grosse Zahl von schlecht definirten schädlichen Einflüssen unter dem Begriff der allgemeinen Gesundheit zu summiren und in der Verbesserung derselben die Mittel der Heilung zu suchen.

Obgleich ein Thier, welches in der Gefangenschaft steril ist, gesund erscheint, so kann doch keiner direkt gegen die Behauptung, dass Sterilität ein Zeichen von gestörter Gesundheit ist, etwas einwenden, eine Behauptung, welche durch Heilung als Folge der Wiederkehr · in den Zustand der Freiheit bestätigt wird. Welcher Art auch die Einwendungen gegen den Begriff der allgemeinen Gesundheit sein mögen, so wird doch jeder die Bedeutung, welche das nähere Studium derselben mit Rücksicht darauf hat, dass dadurch unser Einfluss ein grösserer wird, anerkennen. Denn die Beziehung, welche dieselbe zur Heilung der einfachen Sterilität nicht nur, sondern auch zum Wohlbefinden der Mutter, zur Verhütung von krankhafter Gravidität, von Missgeburten, der Geburt todter, missgestalteter und schwacher Kinder und schliesslich von übermässiger Fruchtbarkeit hat, ist eine ausgesprochene.

Ueberfütterung und Fettproduktion werden oft als gleichbedeutend erachtet. Dies ist aber offenbar nicht der Fall. Denn viele überreichlich ernährte Individuen sind nicht fett. Welchen Einfluss die Ueberfütterung oder die Fütterung mit einem speziellen Nährmittel auf die Sterilität ausübt, ohne dass zugleich Fettentwicklung sich damit verbindet, weiss ich nicht, doch giebt es Analogieen, welche einen derartigen Einfluss vermuthen lassen. Gärtner sagen gewöhnlich, dass Pflanzen überfüttert sind durch reichen Nährboden und Dünger, ohne dass dieselben doch fett werden. Mr. Thomson machte mich neulich, als er mir seine Goldäpfel zeigte, auf einige derselben aufmerksam, welche auf einem fetten Nährboden sowohl in ihrem Holze als in ihrem Laube ein üppiges Wachsthum zeigten, aber wenig Frucht hervorbrachten. Andere dagegen, welche sich an demselben Ort befanden, hatte er dadurch zur normalen Fruchterzeugung zurückgeführt, verbunden mit verminderter Produktion von Zweigen und Blättern, dass er den Contact ihrer Töpfe mit dem reichen Boden zu einem weniger innigen machte. Das Wachsthum von Zweigen und Blättern mögen einige als der Produktion von Fett bei Thieren äquivalent betrachten, doch wäre in diesem Fall ein Stillstand des Wachsthums äquivalent Resorption von Fett, was aber den Vergleich zu weit treiben würde.

Obgleich der ungünstige Einfluss der Fettleibigkeit der Frauen auf die Fruchtbarkeit allseitig anerkannt wird, so ist er dennoch nicht vollständig erwiesen. Doch die allgemeine Uebereinstimmung ist ein sehr stichhaltiger Beweisgrund, und dieser wird noch weit stichhaltiger durch alles, was wir von einem ähnlich wirkenden Einfluss bei niedriger stehenden Thieren wissen. Gemeinhin sind junge Frauenzimmer, bevor sie zu zeugen anfangen, fett oder besitzen wenigstens Körperfülle, sobald sie zu gebären anfangen, verlieren sie an Gewicht durch das Schwinden des Fettes. Und wiederum, sobald sie zu gebären aufhören, gewinnen sie ihr Fett wieder, welches letztere indess nunmehr im Körper auf andere Weise vertheilt ist. Das Fett der unreifen und spätreifen Periode ist innerhalb bestimmter Grenzen ein Zeichen von Gesundheit. Das Fett bei Sterilität ist kein Zeichen der Gesundheit, aber, soviel ich weiss, ist es an sich etwas Gesundes und zeigt keine aktive oder positive Störungen.

Auf die Fettleibigkeit will ich nur hindeuten. Ich habe sehr fette Frauen gekannt, welche Kinder geboren haben. Doch sind die Thatsachen in Betreff der Fettleibigkeit zu gering an Zahl, um die Trennung derselben von der gewöhnlich excessiven Fettleibigkeit bei Sterilität, an welche hier gedacht wird, zu rechtfertigen.

Spencer unterscheidet normale und anormale Plethora, welche sich durch den Zustand des Fettpolsters manifestiren und bringt die Sterilität nur mit der letzteren in Beziehung. Ich führe seine geistreichen Bemerkungen an, nicht um seine Distinction, deren Bedeutung ich nicht einzusehen vermag, wiederzugeben, sondern um seine allgemeine Anschauung betreffs der Ueberfütterung oder der sich durch Fettleibigkeit dokumentirenden Plethora darzulegen. Die Medizin kennt keine normale Plethora. Für den Arzt ist die Plethora stets ein abnormer Zustand, mag sie von reichlicher Ablagerung von Fett begleitet sein oder keine solche stattfinden. „Es lassen sich,“ sagt Spencer, „viele Thatsachen anführen, welche beweisen, dass Fettleibigkeit nicht von Fruchtbarkeit, sondern von Unfruchtbarkeit begleitet wird.“ Der Schluss, den man daraus zu ziehen hat, ist der, dass überreichliche Ernährung sich für die Zeugung ungünstig erweist.

Es besteht ein Unterschied zwischen dem, was man normale und anormale Plethora nennen könnte, welche leicht mit der ersteren zu verwechseln ist. Die eine ist, so zu sagen, ein Zeichen von constitutionellem Wohlbefinden des Organismus. Diese Plethora haben wir gewöhnlich mit ausserordentlicher Fruchtbarkeit verbunden gefunden. Die abnorme Plethora, welche, wie genügend bewiesen, mit Unfruchtbarkeit sich verbindet, bedeutet einen Ueberfluss an Spannkraft erzeugendem Material, verbunden mit einer positiven, oder nur relativen Unvollkommenheit der Gewebsneubildung. Die vermehrte Körperfülle ist nur ein Zeichen der Anhäufung einer Masse trägen oder todten Materials. Man beachte zunächst einige von den Thatsachen, welche uns zeigen, dass Fettleibigkeit eine physiologische Verarmung des Organismus bedeutet. Weder bei Thieren, noch bei Menschen kommt sie der Regel nach, sei es in der Jugend, oder während derjenigen Maturitätsperiode vor, während welcher die Kraft am entwickeltesten und die Verdauungsthätigkeit am vollkommensten ist. Sie gesellt sich meist nicht zu jener hochentwickelten Fähigkeit, welche im Stande ist das Nährmaterial aufzunehmen. Tritt Fettanhäufung in der Blütheperiode auf, sei es in Folge der Eigenthümlichkeit der Ernährung, oder aus andern Ursachen, so ist dies kein Zeichen von der Erhöhung der allgemeinen vitalen Kraft. Aehnliche Bedeutung hat die Thatsache, dass Frauen, welche schon mehrere Mal geboren haben, und Thiere, nachdem sie längere Zeit hindurch Junge geworfen, oft fett werden und zu gleicher Zeit ihre Fruchtbarkeit einbüssen. In solchen Fällen darf die Zunahme des Körperfettes nicht als die Ursache der Unfruchtbarkeit aufgefasst werden, sondern die constitutionelle Erschöpfung, welche die vorhergegangene Produktion von Nachkommenschaft hinterlassen hat, dokumentirt sich gleichzeitig in dem Aufhören der Fruchtbarkeit und der beginnenden Fettanhäufung."

Die Fettanhäufung bei sterilen Frauen ist offenbar kein Produkt eines guten oder schlechten allgemeinen Gesundheitszustandes und scheint einen ganz verschiedenen Ursprung zu haben, als die Fettanhäufung, die bei Männern und Frauen im klimacterischen Alter sich einstellt, und zwar bei letzteren gleichgültig, ob sie Kinder geboren haben oder nicht.

Wie auch ihre natürliche Entstehungsgeschichte ist, so steht sie doch bekanntlich in gewissem Grade unter der

Controlle des Arztes, welcher nicht durch Medicamente, sondern durch körperliche Uebung und Diät ihre Produktion aufhalten oder sie ganz beseitigen kann, doch ist die Mitwirkung der Patientin hierbei nothwendig. Denn von ihrer Seite wird ein Wechsel der Lebensgewohnheiten und eine Beschränkung in der Befriedigung des Appetits verlangt. Es lässt sich wenig über eine Heilung der Sterilität durch Verminderung der Fettablagerung sagen, doch hat die Erfahrung keinen Grund ergeben, der den günstigen Einfluss, welcher gewöhnlich davon hergeleitet wird, in Frage stellte.

Die Regelung des Geschlechtstriebes und der Geschlechtslust kann nicht ohne einige Bemerkungen übergangen werden. Ueber den moralischen Zustand derjenigen, denen diese Empfindungen abgehen, oder derjenigen, bei welchen sie im Uebermaass vorhanden sind, habe ich nichts zu sagen. Dieses Schweigen von meiner Seite rührt nicht daher, dass der moralische Zustand unwichtig oder ohne Einfluss auf die körperliche Gesundheit oder auf die Sterilität ist, sondern weil hierüber überhaupt wenig zu sagen ist. Die gesundheitsgemässe Ausübung des Coitus ist sicherlich mit einem wohlregulirten Verhalten des Geschlechtstriebes und der Geschlechtslust verbunden, und ein wohlregulirter Zustand lässt keine Reduktion auf ein Minimum oder Null, noch andererseits ein Uebermaass zu.

Ich habe bereits bemerkt, dass beides, sowohl Geschlechtstrieb wie Geschlechtslust, und zwar nicht selten, vollkommen fehlen können, und es ist meine entschiedene Ansicht, welche sich auf das ganz bestimmte Zeugniss verheiratheter Frauen, die an sich ein Beispiel dieses krankhaften Zustandes geben, stützt, dass eine unverständige ascetische Erziehung, wie man es nennen möchte, manchmal diesen Mangel erzeugt, welcher eine Quelle vieler Täuschungen und vielen Unglücks in der Ehe wird. Und diese Ansicht wird durch die ganz unzweifelhafte Thatsache bestätigt, dass durch Gewährung und Pflege diese Art von Empfindungen nicht selten hervorgerufen und vermehrt werden können.

Ganz dieselbe Bedeutung hat Unmässigkeit des Geschlechtstriebes und der Geschlechtslust, deren Zurückführung auf ein vernünftiges Maass in gleicher Weise höchst vortheilhaft ist. Religion, Moral, die Rücksicht auf die Gesundheit und auf die Fähigkeit, Kinder zu zeugen, vereinigen sich in der Hervorhebung des Werthes und der Bedeutung der Mässigkeit, und in der Betonung der üblen Folgen, die aus Mangel oder Uebermaass hervorgerufen werden. Der Einfluss der Trennung von Eheleuten, oder einer länger dauernden Aussetzung der Cohabitation, etwa für die Dauer einiger Monate, wird überall gewürdigt. Dieser Einfluss schreibt sich einerseits aus der Vermehrung des Geschlechtstriebes und der Geschlechtslust bei denen, welche wenig von beiden hatten, her, theils aus der Wiederherstellung derselben bei denen, welche durch Excesse fast impotent geworden waren. Diese wohlthätige Einwirkung der Trennung hat sich mir viel häufiger bei Frauen, welche bereits Kinder hatten, kundgegeben, als bei solchen, welche vollkommen steril waren. Bemerkenswerthe Beispiele sind nicht selten.

Ich habe gehört und gelesen, jedoch nicht selbst beobachtet, dass die Sterilität nach der Reconvalescenz von einer fieberhaften Krankheit verschwand, ein Resultat, welches der durch die Krankheit bedingten, längeren Trennung zugeschrieben wird. Die Erklärung mag richtig sein, doch ist sie anscheinend keine vollkommen natürliche. Denn fieberhafte Krankheiten üben einen ungemein ungünstigen Einfluss auf den allgemeinen Gesundheitszustand aus und alteriren bekanntlich in der ausgesprochensten Weise die Funktionen des Uterus und der Ovarien.

Wir haben bereits von der Ehe als Ursache der Steriliät gesprochen, besonders bei jungen Personen, und wir kennen

die Sterilität der Prostituirten und die Sterilität von Thieren
in der Gefangenschaft, welche ohne Zwang oder im Uebermaass geschlechtlichen Verkehr pflegen. Es ist wahrscheinlich,
dass alle diese Fälle von Sterilität einen causalen Zusammenhang mit einem Uebermaass von Geschlechtstrieb und Geschlechtslust, oder mit einem Uebermaass in der Ausübung
der geschlechtlichen Funktion oder mit beiden zusammen
haben.

Man erzählt, dass bei Thieren, insbesondere bei Kühen
und Stuten der Samen nicht selten unmittelbar nach dem
Coitus wieder aus der Vagina ausfliesst. Diese Unfähigkeit
denselben zurückzubehalten wird in manchen Fällen dem
Umstande zugeschrieben, dass das Thier nicht recht in Hitze
gerieth. Man macht unter solchen Umständen den Versuch,
das Zurückbehalten durch Uebergiessen des Steisses und der
äusseren Theile mit kaltem Wasser zu bewirken. Eine
ähnliche Unfähigkeit den Samen bei sich zu behalten wird
oft von Frauen beklagt. Sie beschreiben es so, als ob derselbe unmittelbar nach dem Coitus und ohne, dass sie ihre
horizontale Lage aufgeben, ausflösse oder erst nachdem sie
sich aufgerichtet. Wie dem auch sei, jedenfalls schreiben die
Frauen oft dieser mangelhaften Retention die Schuld der
Sterilität zu, und suchen gegen diese Unfähigkeit ärztliche
Hülfe in der Hoffnung, dass damit auch gegen die Sterilität
etwas erreicht werde. Ferner wurde mir wiederholt von
achtsamen Frauen, welche in der Regel sich über diesen un-
angenehmen Mangel zu beklagen hatten, bestimmt versichert,
dass Conception in den seltenen Fällen eintrat, wo sie, wie
sie bemerkten, den Samen bei sich behielten. Dass dieses
Nichtbeisichbehalten oft nur theilweise ist, wird dadurch
sicher gestellt, dass bei Frauen, welche sich als an diesem
Uebel leidend bezeichnen, Gravidität vorkommt. Es wird
selten über dieses Uebel geklagt, sterile Frauen ausgenommen

und ich glaube, dass es bei fruchtbaren Frauen etwas Seltenes
ist. Auch habe ich ganz entschieden den Eindruck als ob
es, freilich kann ich keinen statistischen Nachweis erbringen,
besonders häufig bei denjenigen sterilen Frauen vorkommt,
welche für keinen geschlechtlichen Genuss empfänglich sind.
Ich kenne nichts, was auf diesen Zustand regulirend einwirkt,
doch glaube ich, dass die Hervorrufung der Geschlechtslust
einen günstigen Einfluss auf denselben ausüben dürfte. Derselbe beruht wahrscheinlich auf dem Fehlen einer gleichzeitigen
Dilatation des cervix uteri und vielleicht der uterinen Oeffnungen
der Muttertrompeten zwecks des Eindringens des Samens in
dieselben.

Ferner kommt wohl hierbei das Fehlen der Ursache in
Betracht, welche gleichzeitig einen zeitweilig vermehrten negativen Abdominaldruck hervorruft oder, sagen wir, jene aktive
Aspiration des Abdomens, wie sie zahlreiche ältere und neuere
Autoren zur Erklärung des Mechanismus der Befruchtung
annehmen. Oder es können auch beide Umstände zugleich
hierbei von Einfluss sein. Ehe wir von dem Gegenstande
scheiden, muss ich hinzufügen, dass die Beispiele von diesem
Wiederhervorfliessen des Samens nicht zu den sichersten gehören; denn soweit ich wenigstens in Betracht komme, kann
ich nur sagen, dass derartige Facta eigentlich nur Aussagen
intelligenter Frauen sind. Sie sind wahrscheinlich ganz genau
und auch sicherlich in gutem Glauben gemacht. Jedoch ist
es möglich, dass das Ausfliessen von Schleim, dass Drüsen-
secretion und die Entleerung der Absonderungsflüssigkeit
durch die Cowper'schen und Düverney'schen Drüsen-Gänge
in manchen Fällen mit dem Ausfliessen von Samen ver-
wechselt ist.

Der übermässige Genuss alkoholischer Getränke, ohne
dass derselbe grade die Grenze erreicht, wo er Trunkenheit
verursacht, ist eine so häufige und so mächtig wirkende

Ursache von Störungen und Krankheiten bei Frauen, dass er eine besondere Betrachtung verdient. Man könnte den Einfluss dieses Alkoholgenusses zum Theil als den der überreichlichen Ernährung ansehen, deren schädliche Wirkungen wir bereits besprochen haben. Während ich ausser Stande bin einen sicheren Nachweis der schädlichen Wirkung des Alkohols als eines Nährmittels zu führen, neige ich dennoch zu dieser Ansicht, in Erwägung der guten Erfolge, welche die Praxis in dieser Beziehung erzielt und welche ich mit Recht dem Aufhören dieses Missbrauches zuschreibe. Die Thatsachen, auf welche ich mich beziehe, sind lauter Fälle, in denen ich weder durch die physikalische Untersuchung, noch auf anderem Wege, irgend ein Zeichen von irgend welcher Erkrankung der inneren Genitalorgane, nachzuweisen vermochte.

Ich möchte meine Schlussfolgerungen nicht dadurch zu begründen suchen, dass ich Fälle anführte, welche weder durch ihre Zahl noch durch sonstige Umstände hinreichend beweiskräftig sind.

Doch will ich einige Hauptmomente derselben erwähnen, welche selbst dem nachlässigsten Beobachter auffallen werden. Es wurde zu mir eine Patientin zum Zweck der Heilung von ihrer Sterilität gebracht, und da man eine längere Dauer der Kur voraussetzte, so machte sie selbst den Vorschlag, einige Zeit in meiner Nähe zu wohnen. Sie war zwischen 20 und 30 Jahre alt und hatte mehrere Jahre in kinderloser Ehe, in absoluter Sterilität verlebt. Bei zwei Gelegenheiten, zwischen denen mindestens ein Zeitraum von zwei Jahren lag, erklärte ich meine Unfähigkeit etwas gegen die Sterilität mit lokalen Mitteln ausrichten zu können, da ich weder am Uterus noch an seinen Anhängen irgend eine Störung oder Erkrankung zu erkennen vermochte. Da ich einen zu reichlichen Genuss alkoholischer Getränke argwöhnte, so verordnete ich vollkommene Enthaltsamkeit von geistigen Getränken. Nach dem Verlauf weniger Jahre wurde mir die Patientin, nunmehr eine glückliche Mutter, wegen einer geringfügigen Beschwerde wieder vorgestellt und mir mitgetheilt, dass sie, da ihre Neigung zum Trunk zugenommen hatte, gezwungen worden war in Abgeschlossenheit unter strenger Beobachtung zu leben. In dieser Weise habe sie ungefähr ein Jahr ohne irgend welches alkoholisches Getränk zu geniessen, zugebracht. Als sie wieder in ihre Häuslichkeit zurückgelangt, hätte sie viel Fleisch verloren gehabt, sich aber bei guter Gesundheit befunden und sich die Enthaltsamkeit von geistigen Getränken angewöhnt, darauf sei sie zweimal hintereinander schwanger geworden. Derartige Fälle sind nicht vereinzelt und führen zu dem Glauben an eine spezifisch schädliche Wirkung des Alkoholgenusses auf die Fruchtbarkeit.

Doch hat der Alkoholgenuss, abgesehen von den durch ihn hervorgerufenen allgemeinen oder constitutionellen Störungen, einen in manchen Fällen wohl erkannten krankheiterregenden Einfluss auf die inneren Genitalien. Am leichtesten und genauesten lässt sich hier chronische Entzündung der Ovarien nachweisen. Sie kommt und vergeht wieder, gleichgültig ob diese Ursache vorhanden ist oder nicht. Ist sie vorhanden, so ist Sterilität zwar nicht immer, jedoch häufig die Folge. Jedenfalls ist ihre Beseitigung oft von dem Verschwinden der Sterilität begleitet.

Schliesslich haben wir jene mannigfaltigen lokalen, hauptsächlich uterinen Störungen und Erkrankungen sowie deren Wirkung, welche bisher von den Fachleuten überschätzt worden ist, in Betracht zu ziehen. Wie ich bereits bemerkt, kann man rationeller Weise nicht im Unklaren darüber sein, das die Wirkung dieser Localaffektionen eine sehr beschränkte ist, dass sie gar nicht in Betracht kommen gegenüber jenen grossen Ursachen, welche die Sterilität ganzer

Bevölkerungen oder Klassen herbeiführen. Freilich ist es
nicht nur natürlich, sondern sogar gewissermassen gerechtfertigt, dass der Arzt, im Gegensatz zum Staatsmann oder
Sanitätsbeamten, sein Interesse vorwiegend ihnen zuwendet,
da ihm zunächst die Sorge für einzelne Individuen, nicht für
die Bevölkerung im Allgemeinen obliegt. Hat er es nun mit
einem Individuum zu thun, so muss er, wenn er dessen Beschwerden abhelfen will, sich zu vergewissern suchen, welche
Störung eigentlich vorliege, um dementsprechend seine Therapie
einzurichten. Worauf soll aber ein Arzt, wenn er eine bestimmte Ursache der Sterilität sucht, zunächst seine Aufmerksamkeit richten, wenn nicht auf die speziell der Fortpflanzung dienenden Organe? Hier findet er nun verschiedenartige Störungen, welche erst in der Gegenwart der Gegenstand
wissenschaftlichen Forschens geworden sind: die sogenannten
Ulcerationen, abnorme Lagerungen, Stricturen, Subinvolutionen
und ähnliche, auf welche er seine Theorie der Sterilität, und
zwar gewöhnlich eine mechanische, aufbaut, nach welcher
Theorie er dann selbstverständlich sein Heilverfahren regulirt.
Misslingt die Kur, so lässt er den Muth nicht sinken; denn
nach dem jetzigen Zustande der allgemeinen Therapie verdanken die einzelnen Heilmittel ihren Ruf mehr einer allzugrossen Leichtgläubigkeit als beweisenden Thatsachen.

Der weiseste Arzt ist derjenige, welcher bei gehöriger
Würdigung aller einzelnen Momente, welche er hinsichtlich
einer Krankheit oder eines abnormen Zustandes in Erfahrung
gebracht hat, sich in seinen Deductionen und Voraussetzungen
beschränkend, nur auf die Punkte sein Augenmerk richtet,
welche er zum Gegenstand seines therapeutischen Handelns zu
machen beabsichtigt. Dies wird in weit höherem Grade der
Fall sein, je mehr ein bestimmter Erfolg seinem Interesse
förderlich ist.

Einer der merkwürdigsten krankhaften Zustände, welcher

sich mit der Sterilität verbinden kann, ist die „spasmodische Dysmenorrhoe". Ihr Sitz ist die Gebärmutter oder deren Nachbargebilde, und sie wird von den meisten Gynäkologen als eine rein lokale Affektion angesehen. Sie entsteht in Folge lokaler oder allgemeiner congenitaler Contraction des Gebärmutterhalses, wodurch der Ausfluss des Menstrualblutes aus der Gebärmutter nach der Vagina gehindert wird. Die Natur der Affektion und der Platz, den sie in der Lehre von der Sterilität einnimmt, veranlassen mich zu dem Glauben, dass sie eine Lokalaffektion nur in beschränktem Sinne sei — in dem Sinne nämlich, wie eine unregelmässige Action des Herzens oder der Bronchien Lokalaffektionen sind. Die Häufigkeit dieser Affektionen ist, abgesehen von zahlreichen anderen Gründen, Grund genug, den Pathologen zweifeln zu lassen, ob überhaupt eine anatomische Ursache derselben anzunehmen ist. Ausserdem ist in den seltenen Fällen, wo eine anatomische Deformität in der Gestalt eines nadelkopfgrossen Muttermundes unzweifelhaft konstatirt wurde, Dysmenorrhoe nicht immer beobachtet worden: in den von mir behandelten Fällen hat die letztere stets gefehlt.

Wenn man den Beweis für die Obstruktionstheorie der Dysmenorrhoe zu führen sucht, pflegt man die Beweiskraft des Erfolges, welchen eine in der Erweiterung des Cervicalkanals bestehende Behandlung hat, für unwiderstehlich zu halten, eine Beweiskraft, welche womöglich noch vermehrt wird durch Heilung der Sterilität, die oft die Heilung der Dysmenorrhoe begleitet oder wenigstens oft der Erweiterung des Kanals folgt.

Der häufige Erfolg, der sich bei dieser Behandlungsweise als Heilung oder Beseitigung der Dysmenorrhoe zeigt, kann nicht bezweifelt werden. Ich zögere in der That nicht, zu sagen, dass, während viele andere Methoden bei der Behandlung der combinirten Zustände der Dysmenorrhoe und

Sterilität, oder bei der Behandlung derselben, wenn sie gesondert auftreten, grossen Werth besitzen, dass eben diese Behandlungsweise fast an sich den Werth einer Heilung hat. Nur durch diese, durch diese allein sind Heilungen, wie wir sie hier meinen, bewirkt worden. Zum Beweise des Nutzens dieser Methode können wir die sehr grosse Zahl von vielgerühmten Mitteln erwähnen, vermittels welcher dieselbe ihren Zweck erreicht: die verschiedenartigen Messer, die vielen Dilatatoren, die vielen Instrumente zum Ausdehnen, die vielen Scheeren, die Sonden verschiedener Art, die verschieden gestalteten Bougies, die alle die Erweiterung eines Theils oder des ganzen Cervicalkanals bewirken.

Für diejenigen, welche die Existenz einer Contraction leugnen, braucht man weiter kein Wort zu verlieren, gegenüber der Erklärung einer Heilung vermittels einer einfachen Erweiterung. Für sie ist das jedenfalls nicht die richtige Erklärung. Es ist auch leicht, Theorien der Heilung der Dysmenorrhoe vermittels der Erweiterung des Genitalkanals zu construiren, Theorien, welche vor der Obstructionstheorie den grossen Vorzug voraushaben können, dass sie zugleich die Heilung der mit der Dysmenorrhoe verbundenen Sterilität erklären.

So lange es unentschieden ist, ob ein Theil des Menstrualblutes regelmässig aus den inneren Tubenenden in den Uterus übertritt, dürfen die Anhänger der Obstructionstheorie mit Recht es für ausreichend erachten, den Weg des Menstrualblutes durch den Cervix allein in Betracht zu ziehen. Doch dehnen sie ihre Erklärung der Ursachen und der mit diesen verknüpften Therapie auf die Sterilität aus und vergessen dabei, dass man hier den Weg des Samens, nicht den der Menstrualflüssigkeit zu berücksichtigen hat, ferner, dass der cervix so zu sagen nicht der einzige Engpass ist, den der

Samen zu passiren hat, denn derselbe hat nicht blos den cervix, sondern auch die Fallopischen Tuben zu durchlaufen.

Finden sie aber schon in dem cervix mit seinen verhältnissmässig beträchtlichen Dimensionen, welche ihnen die Anwendung ihrer Messer und Scheeren gestatten, ein Hinderniss für den Durchtritt des Samens, was müssen sie erst zu der capillaren Enge der inneren Tubenmündungen sagen? Ihre Methode der Behandlung der Sterilität erweitert lediglich eine Passage, die augenscheinlich keine mechanische Obstruction veranlassen kann und lässt dagegen eine andere Passage, welche offenbar eine vollständige Undurchgänglichkeit zeigt, unberührt.

Dass also die Bedeutung der Obstruktionstheorie (in allen Fällen, diejenigen ausgenommen, wo ganz bestimmte Indicationen vorliegen, wie ein unverletztes Hymen — Zustände, von denen wir nicht sprechen) sehr überschätzt wird, muss jedem einleuchten, der die fast unendliche Zahl der Befruchtungen unter aussergewöhnlichen Umständen in Betracht zieht — die Fälle von Undurchgängigkeit, von Befruchtung unter eigenthümlichen Verhältnissen z. B. durch das Rectum oder durch die Urethra, bei vorgeschrittener Carcinosis des Uterus, von Vorfall, verbunden mit Cervicalhypertrophie, von Vesico-uterinfistel, bei sehr bedeutenden, durch Fibroide bewirkten Lagerungsabnormitäten u. s. w.

Bei diesem Gegenstande ist die Heranziehung der vergleichenden Anatomie höchst lehrreich, und sind die aus derselben hier sich ergebenden Schlüsse höchst plausibel. Die offenbare mechanische Schwierigkeit, welche für das Passiren des Samens durch den Cervix vorhanden ist, ist bei manchen Säugethieren in äusserstem Maasse und oft in einer seltsamen Weise gesteigert, ohne dass Obstruktion die Folge ist. Auf diesen Punkt haben besonders Kehrer und Lott ihr Augenmerk gerichtet und haben nachgewiesen, dass diese deutlichen mechanischen Schwierigkeiten auf den Bau des männlichen Organs in seiner Beziehung zu dem weiblichen Genitalkanal, sowie auf den Bau dieses Genitalkanals selbst von Einfluss sind.

Mir erscheint es theoretisch ganz richtig, dass die Dysmenorrhoe und Sterilität mit Rigidität des Cervix verbunden sind, eine Ansicht, welche durch den thatsächlichen Nachweis dieses Zusammenhangs in den meisten Fällen bestätigt wird.

Ein jeder, der mit der Dilatation des cervix vermittels Bougies vertraut ist, wird zugeben, dass man bei mit Dysmenorrhoe behafteten Frauen grössere Kraft anwenden muss, als bei gesunden, ferner, dass auch die Schmerzhaftigkeit der Procedur bei ersteren trotz geringer Kraftanwendung eine grössere ist. Die Ueberwindung dieser Rigidität durch temporäre Dilatation und nicht die Entfernung des mechanischen Hindernisses übt nun, wie es mir scheint, auf eine unaufgeklärte Weise einen wohlthuenden Einfluss auf den Theil des Befruchtungsprozesses aus, an welchem während der Insemination der Uterus betheiligt ist. Denn es ist fast unzweifelhaft, dass während der natürlichen sexuellen Erregung beim Coitus die inneren Mündungen der Tuben, welche wir sonst nur als absolut verschlossene kennen, temporär sich weit öffnen, und dass dasselbe auch beim cervix statthat, und obschon es wahrscheinlich nicht nothwendig ist, dass sie sich weit öffnen, damit Befruchtung stattfinde, so muss doch letztere dadurch jedenfalls sehr erleichtert werden. Sodann ist dieses Sichöffnen derselben ein Zeichen, dass der gesammte Nervenapparat, sowie die physischen Organe für denselben Zweck zusammenwirken. Das hier angedeutete Sichöffnen ist in seinem natürlichen oder normalen Verlauf, sowie bei seinem durch das Hinderniss der Rigidität modifizirten Verlauf etwas Analoges zu ähnlichen Prozessen während des Anfangsstadiums der

Wehenthätigkeit. Ebenso sind die mit der Dysmenorrhoe verbundenen Beschwerden etwas Analoges zu den nutzlosen und schmerzhaften Contractionen während dieses Stadiums der Wehenthätigkeit und während der der Entbindung unmittelbar folgenden Zeitperiode.

Keine andere wirkliche oder nur vermuthungsweise lokale Störung hat für die Lehre von der Sterilität eine solche Bedeutung, wie die spasmodische Dysmenorrhoe. Diese Bedeutung besitzt letztere wegen der Häufigkeit, mit welcher sie neben der Sterilität angetroffen wird und wegen des wahrscheinlichen Zusammenhanges der dysmenorrhoeischen Neurose mit dem Vorfliessen des Samens, mit der Alteration des Geschlechtstriebes und der Geschlechtslust und mit anderen Störungen der sexuellen Erregung beim Coitus.

Doch die Bedeutung der Dysmenorrhoe wird noch durch einen ganz besonderen Umstand sichergestellt. Denn es wird von allen Seiten zugegeben, dass mit der Beseitigung der Dysmenorrhoe zugleich ein Schritt auf dem Wege zur Heilung der Sterilität geschehen ist, was von keiner anderen lokalen Affection gesagt werden kann.

Während der Neuzeit hat keine Störung die Aufmerksamkeit der Gynäkologen mehr auf sich gezogen, als der Katarrh des cervix und die damit verbundenen anatomischen Vorgänge, welche gewöhnlich unter dem Namen der Ulceration des collum uteri bekannt sind. Diesem Katarrh, auch wenn er in der leichtesten Form auftritt, ist eine sehr grosse pathologische Bedeutung beigelegt worden. Und es scheinen die Vorlesungen von West, betreffs der verhältnissmässig geringen Bedeutung des Katarrhs, auf die Fachleute weniger Eindruck gemacht zu haben, als die alles übrige vergessenmachende Wirkung anderer moderner Neuheiten. Neben vielen anderen Uebeln soll auch die Sterilität ein Produkt des Cervicalkatarrhs sein. Allein es liegt auch nicht der geringste Grund vor, anzunehmen, dass der letztere irgend welche die Conception verhindernde Wirkung habe. Beweis ist die grosse Häufigkeit des Falles, dass während der Dauer desselben Conception stattfindet. Unter 26 Fällen fand Grünewaldt bei der Untersuchung der Veränderungen, die der cervix uteri im 1. Monat der Schwangerschaft durchmacht, nur in 11 Fällen eine vollkommen gesunde Cervicalschleimhaut. In 6 Fällen waren papilläre und in 9 Fällen katarrhalische Ulcerationen, die unzweifelhaft schon vor der Conception existirten, vorhanden.

Die Angaben betreffs der Versionen und Flexionen sind alle übereinstimmend und brauchen hier nicht wiederholt zu werden. Doch sei hier bemerkt, dass eine Vermehrung der Kenntniss auf diesem Gebiete der Gynäkologie nicht nur dazu führt, dass die Bedeutung dieser Lageveränderungen verringert wird, sondern, dass man überhaupt einsieht, dass in der grossen Mehrzahl der Fälle Versionen und Flexionen einfach gesundheitsgemässe Zustände sind.

Es braucht die Bedeutung derjenigen Störungen, welche entweder den Eintritt von Gravidität verhindern oder dieses Eintreten unwahrscheinlich oder schwierig machen, nicht erst betont zu werden.

Eine sorgfältige Feststellung der Ausdehnung und Wirksamkeit dieser Art von Störungen verdanken wir Grünewaldt. Er schreibt ihnen, wie bereits erwähnt, einen viel nachtheiligeren Einfluss zu, als den Zuständen, welche die Conception verhindern.

Die Störungen und Erkrankungen der Genitalorgane, mögen sie die Conception verhindern oder dem Eintritt der Gravidität im Wege stehen, oder auf den natürlichen Verlauf der letzteren störend einwirken, treten individuell auf und erfordern insofern die sorgfältigste Beachtung seitens des praktischen Arztes. Denn nur durch Einwirkung auf sie darf er hoffen, die Sterilität zu heilen. Dass in früherer Zeit der Einfluss dieser Störungen, überschätzt werden konnte, ist natürlich. Jedenfalls wird das Studium und die Behandlung derselben nicht nur an sich, sondern auch mit Rücksicht auf die Verbesserung der allgemeinen Gesundheit stets von grosser Wichtigkeit bleiben. Was die lokalen Störungen anbetrifft, von denen sich nachweisen lässt, dass sie keinen besonderen Einfluss auf die Beschränkung der Fruchtbarkeit ausüben, so wird ihre Beseitigung durch Förderung der allgemeinen Gesundheit immerhin die Heilung der Sterilität unterstützen.

Es kann kein Zweifel darüber obwalten, dass schliesslich die Sterilität auch oft eine Folge von krankhaften Zuständen während des frühen Embryonal- und des Foetallebens ist. Diese Zustände sind meistentheils vollständig unbekannt oder wenigstens nur sehr ungenau erkannt. Es ist auch kein Versuch gemacht worden, ihnen eine spezifische Behandlung angedeihen zu lassen.